Delida Hantzschel

Schlank und Fit

mit der Blutgruppen Ernährung

AF190009

© 2018
Herstellung und Verlag: BoD – Books on Demand, Norderstedt.
ISBN: 9783746091075
Autor Delida Hantzschel
1. Auflage
Kontakt: Delida Hantzschel / An der Badeanstalt 5 / 31832 Springe
Covergestaltung: peacockdesign
Coverfoto: depositphotos.com

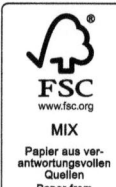

Zum Buch

Unsere Blutgruppe ist unser Erbe über Jahrtausende hinweg.
In unseren Genen stecken immer noch die Anlagen unserer Urahnen.
Durch dieses Gene wird unser Körper in allen Funktionen gesteuert. Was
unsere Vorfahren gegessen haben, hat noch heute einen Einfluss auf
unsere Verdauung. Daher können wir einige Lebensmittel gut verwerten
und andere gar nicht oder sie schaden uns sogar.
Delida Hantzschel informiert in diesem Werk über die Herkunft der
einzelnen Blutgruppen und welche Charaktereigenschaften die Menschen
mit den unterschiedlichen Blutgruppen heute noch haben.
In ausführlichen Listen finden Sie die richtigen Lebensmittel für Ihre
Blutgruppe. Sollten Sie in einer Familie oder Partnerschaft mit zwei
unterschiedlichen Blutgruppen leben, werden Ihnen die
Kombinationslisten helfen die Lebensmittel zu finden, die Beide essen
können.

Zur Autorin

Delida Hantzschel ist Ernährungsberaterin. Als Sachbuchautorin hat sie
sich dem Thema Ernährung gewidmet. Sie greift Themen aus Ihrer Praxis
auf und erarbeitet daraus informative Ratgeber. Sie möchte damit allen
interessierten Lesern gesunde Ernährung nahe bringen.

Inhaltsverzeichnis

Vorwort

Ich freue mich, dass Sie das Thema Blutgruppen-Ernährung genauso spannend finden wie ich.

Ich bin gelernte Ernährungsberaterin und habe mich mit unterschiedlichen Ernährungsformen beschäftigt.

Dabei fand ich die Blutgruppen-Ernährung am interessantesten.

Es ist eine wissenschaftlich fundierte, auf die Blutgruppe angepasste, Ernährungsform, die man ein Leben lang einhalten sollte um seinem Körper die optimale Nahrung zukommen zu lassen.

Aber erst hatte ich gedacht:

- Was hat denn meine Blutgruppe mit meiner Ernährung zu tun?
- Warum soll ich (Blutgruppe 0) mehr Fleisch essen und keine Milchprodukte?
- Wieso ist Kaffee nicht gut für mich?

Das waren alles Fragen, die ich mir gestellt habe. Aber wenn man sich die Entstehungsgeschichte der Blutgruppen ansieht und sich mit den Antikörpern beschäftigt, erschließt sich der Zusammenhang.

Dazu werde ich sowohl in der Historie der Blutgruppen, als auch im Kapitel über Lektine näher eingehen.

Als weiteres finden Sie in diesem Buch zu jeder Blutgruppe eine Auflistung der Nahrungsmittel, die für die einzelnen Blutgruppen gut, neutral und schlecht sind.

Da es aber oft in einer Familie mehr als eine Blutgruppe gibt, habe ich im Anschluss noch Kombinationslisten angefügt. Dort finden Sie die Lebensmittel, die dann alle essen dürfen.

Aber nicht nur die Ernährung sondern auch der Lebenswandel und die Sportarten sollten der Blutgruppe entsprechend angepasst werden. Hierzu habe ich kurz zu jeder Blutgruppe eine Zusammenfassung gemacht. Dort finden Sie, welche Stärken und Schwächen die einzelnen Blutgruppen haben, welche Sportarten Sie betreiben sollten und wie der allgemeine Lebenswandel sein sollte.

Welche Blutgruppen gibt es und welche habe ich?

Es gibt die Blutgruppen 0, A, B und AB.

41% der Menschen in Deutschland haben die Blutgruppe 0,
43 % die Blutgruppe A,
11% Blutgruppe B und nur noch
5 % die Blutgruppe AB.

Welche Blutgruppe Sie haben, können Sie im Mutterpass, im Impfpass
oder im Blutspendeausweis nachsehen. Haben Sie diese Dokumente nicht,
können Sie entweder zum Arzt gehen und ihre Blutgruppe feststellen
lassen oder Sie können sich ein Schnelltestset für die Bestimmung bei
„www.blutgruppe-schnelltest.de bestellen.

Wenn Sie nun Ihre Blutgruppe kennen, können Sie zu den entsprechenden
Seiten weitergehen oder Sie lesen auch das Wissenswerte zu den anderen
Blutgruppen.
Ich finde es bis heute spannend, wenn ich jemanden treffe, der ein ganz
bestimmtes Nahrungsmittel nicht mag. Ich frage dann gerne nach der
Blutgruppe. Bis jetzt hatte es sich dann immer bestätigt, dass diese Person
aufgrund ihrer Blutgruppe dieses Nahrungsmittel meiden sollte. Wie z.B.
Bananen bei der Blutgruppe A.
Vielleicht finden Sie es ja auch spannend und interessant zu wissen, was
andere nicht essen und was sie bevorzugen sollten.

Historie

Zu Dr. Peter D'Adamo

Dr. James D'Adamo stellte in den fünfziger Jahren bei seiner Arbeit in naturheilkundlichen Kliniken fest, dass einige seiner Patienten die verordnete vegetarische Kost schlechter vertrugen, als andere. Zum Teil verschlimmerte sich sogar der Zustand der Patienten. Er wollte der Sache auf den Grund gehen und untersuchte die Patienten genauer. Dabei stellte er fest, dass die Patienten mit der Blutgruppe 0 Schwierigkeiten mit der vegetarischen Kost hatten. Bekamen diese Patienten hingegen tierisches Eiweiß, verbesserte sich ihr Zustand zusehends.

Als sein Sohn, Dr. Peter D'Adamo, mit seinem Medizinstudium fertig war, begann er weiter in diese Richtung zu forschen. Er untersuchte, welche Krankheiten bei welchen Blutgruppen am häufigsten auftraten. So stellte er fest, dass Patienten mit der Blutgruppe 0 häufiger Magen-Darm-Geschwüre hatten. Diese werden durch einen erhöhten Magensäurespiegel hervorgerufen. Hingegen waren Patienten mit der Blutgruppe A für Magenkrebs anfälliger. Dieses wird durch einen geringen Magensäurespiegel begünstigt. Damit war der erste Zusammenhang zwischen den Blutgruppen und der Ernährungsform gefunden worden. So entwickelte er in jahrelangen Forschungen für jede Blutgruppe eine individuelle Ernährungsform.

Im Jahr 1996 brachte er das erste Buch zu diesem Thema auf den Markt und wurde damit international bekannt.

Die Grundlagen hierzu liegen in der Entwicklung und der Entstehungsgeschichte der einzelnen Blutgruppen.

Wie und wann sind die einzelnen Blutgruppen entstanden.

Durch archäologische Ausgrabungen konnten Wissenschaftler ermitteln, welche Blutgruppe die Menschen in den verschiedenen Epochen der Weltgeschichte hatten. Sie untersuchten die menschlichen Überreste in den Ausgrabungsstätten und zeichneten so einen genauen Verlauf der Entstehungsgeschichte auf. Darüber hinaus forschten sie, welche Nahrung diese Menschen zu sich genommen hatten. Durch diese Erkenntnisse konnte der Zusammenhang zwischen den Blutgruppen und der Nahrung, die am besten verwertet werden konnte, bestätigt werden.

Historie der Blutgruppe 0

Diese Blutgruppe ist die älteste. Sie entstand vermutlich in Afrika. Die dort lebenden ersten Menschen gehörten zu den Jägern und Sammlern. Ihre Nahrung bestand aus wilden Pflanzen, Raupen, Maden und erbeuteten Tiere.
Die ersten Gefahren waren gefährliche Tiere, Knochenbrüche und Infektionen.
Durch ihre Intelligenz entwickelten diese Menschen Waffen und konnten sich so besser gegen Tiere wehren. Dadurch schafften sie sich auch den Vorteil, größere Tiere zu erlegen.
Ihre Hauptnahrung war das Fleisch ihrer erbeuteten Tiere. Dadurch entwickelte, der Menschen mit der Blutgruppe 0, über die Jahrtausenden, ein sehr hohes Niveau an Magensäure, um das Fleisch verdauen zu können.
Da sie jetzt kaum noch natürliche Gefahren hatten, vermehrten sie sich explosionsartig. Das hatte zur Folge, dass die guten Jagdgründe rar wurden. Es entstanden die ersten Kriege unter den Menschen um die Naturressourcen.
Um 30000 v. Chr. trocknete die einst so fruchtbare Sahara aus und gleichzeitig erwärmte sich der Norden, der bis zu diesem Zeitpunkt unter Eis gelegen hatte.
Auf der Suche nach Nahrung zogen die Jäger in Gruppen- und Familienverbänden in Richtung Europa und Asien.
Durch ihre Wanderungen hatten sich die Menschen mit der Blutgruppe 0 so weit ausgebreitet, dass sie um 10000 v.Chr. fast alle Festlandmassen besiedelt hatten.

Historie der Blutgruppe A

Zwischen Asien und dem mittleren Osten siedelten in der Jungsteinzeit die ersten Menschen und bildeten kleine Wohngemeinschaften. Diese Menschen hatten die Blutgruppe A. Das war das Resultat der Anpassung an die veränderten Umweltbedingungen.

Erstmals gab es eine Arbeitsteilung und es wurde nicht mehr von der Hand in den Mund gelebt. So wurden die Felder bestellt mit der Erwartung einer kommenden Ernte.

Die Ernährung dieser Gemeinschaften wurde durch die landwirtschaftliche Nutzung geprägt. Es wurde Getreide, Obst, Gemüse und selten bis gar nicht Fleisch verzehrt.

Durch das Zusammenleben entwickelte sich das Immunsystem dieser Gemeinschaften sehr stark. Sie hatten weniger mit Krankheiten zu kämpfen.

Diese Völker zogen auf der Suche nach saftigen Böden weiter und wanderten in Europa ein. Dadurch wurde die Ernährung in Europa revolutioniert. Die ansässigen Völker der Blutgruppe 0 übernahmen nach und nach die landwirtschaftlich geprägte Ernährung.

Historie der Blutgruppe B

Im Himalaja entwickelte sich zwischen 15000 und 10000 v. Chr. die Blutgruppe B. Dieses Volk lebte von der Viehzucht. Sie hatten wild lebende Tiere domestiziert und zogen mit ihren Herden durchs Land, auf der Suche nach saftigen Weidegründen. Sie vermehrten sich schnell und durch ihre Wanderschaften bevölkerten sie bald die Steppen von Eurasien.

Ihre Nahrung bestand hauptsächlich aus Fleisch und Milchprodukten. Es entwickelten sich in der Zeit zwei unterschiedliche Völker mit der Blutgruppe B. Die eine Gruppe wurde sesshaft und entwickelte eine hoch wirtschaftliche Landwirtschaft mit ausgeklügelten Bewässerungssystemen für den Reisanbau. Daraus entstand das heutige China, Indien und Südostasien.

Die zweite Gruppe waren weiterhin Nomaden. Sie zogen mit Ihren Herden durchs Land. Es war das kriegerische Reitervolk der Mongolen. Durch ihre Wanderungen zogen sie immer weiter in alle Richtungen. Mit der Zeit drangen sie immer weiter in den Osten Europas vor und vermischten sich mit den dort lebenden Völkern.

Historie der Blutgruppe AB

Erst in jüngeren Jahren, so vor etwa 1000 bis 1200 Jahren entstand die Blutgruppe AB. Sie ist durch die Vermischung der Völker mit der Blutgruppe A und der Blutgruppe B entstanden. Dieses war möglich, da die Grenzen vom römischen Reich zu dieser Zeit mehr und mehr verfallen sind. Vor diesem Zeitpunkt hatte es diese Blutgruppe nicht gegeben. Zumindest wurden bei Ausgrabungen keine Menschen mit dieser Blutgruppe vor dieser Epoche gefunden.

Diese Blutgruppe vereint die positiven Eigenschaften der Blutgruppen A und B. Die Menschen haben ein besonders gutes Immunsystem und sind weniger anfällig für Allergien. Das hat aber auch einen Nachteil, denn das Immunsystem erkennt Krebszellen nicht sehr gut, da sie die gleichen, körpereigenen Immunmerkmale aufweisen und somit eher getarnt sind. Ihre Anpassung an die Umgebung sowohl in der Nahrung, als auch im Zusammenleben mit anderen Menschen ist beispiellos.

Nahrung attackiert Blut!

Was für eine Schlagzeile! Was will ich damit aussagen?

Wissenschaftler haben in jahrelangen Untersuchungen heraus-gefunden, warum bestimmte Nahrung von der einen Blutgruppe besonders gut vertragen wird und anderen Blutgruppen schaden. Sie stellten fest, dass bestimmte Eiweißstoffe in der Nahrung daran schuld sind. Diese Eiweißstoffe sind unseren körpereigenen Immunstoffen zum verwechseln ähnlich. Jedes Nahrungsmittel hat seine individuellen Eiweißstoffe. Es gibt Eiweißstoffe, die wie die Antikörper der Blutgruppe A sind und wie die der Blutgruppe B und so weiter.

Was bedeutet das für uns?

Essen wir ein Nahrungsmittel, das ein Eiweißstoff enthält, das unserer Blutgruppe nicht entspricht, reagiert unser körpereigenes Immunsystem sofort und greift diesen Eiweißstoff an. Dadurch entstehen z.B. Kopfschmerzen, Magen-Darm-Probleme oder Müdigkeit. Eine typische Lebensmittelunverträglichkeit.

Was unterscheidet die einzelnen Eiweißstoffe?

Das war eine Frage, die die Wissenschaftler lange beschäftigt hat. Sie fanden heraus, dass sogenannte Lektine im Eiweiß daran schuld sind. Diese Lektine sind in den Antikörpern unseres Körpers enthalten und haben die Aufgabe uns vor Infektionen zu schützen. Sie sind so wie ein Klebstoff. Wenn Bakterien, Viren oder Parasiten unseren Körper befallen, ziehen die Lektine aus und hängen sich an diese Eindringlinge. Diese verklumpen dann und können nicht mehr agieren. Das Problem dabei ist nur, dass jedes Blut seine eigene Art von Antikörpern und somit Lektine hat. So können z.B. die Antikörper bzw. Lektine der Blutgruppe B verheerenden Schaden bei der Blutgruppe A anrichten. Aus diesem Grund können bestimmte Lektine in der Nahrung der einen Blutgruppe schaden, einer anderen aber nützen.

Das beste Beispiel dafür ist Milch für die Blutgruppe A. Die Lektine in der Milch haben ähnliche Antikörper wie die Blutgruppe B. Die Lektine der Milch werden durch die Magensäure nicht eingedämmt und gelangen so unversehrt in den Darmtrakt. Hier gelangen sie über die Schleimhaut in den Blutkreislauf und setzen sich dann irgendwo im Körper fest. Das Immunsystem schlägt Alarm und die körpereigenen Antikörper bzw. Lektine ziehen aus, um diese Lektine zu bekämpfen. Es kommt zu den bereits erwähnten Lebensmittelunverträglichkeitssymptomen.

Es braucht nur wenig von dem unverträglichen Lektine, um Schaden zu verursachen. Aber das soll uns jetzt nicht davor zurückhalten Lektine zu uns zu nehmen. Denn es gibt sehr viele, die unserem Körper helfen und unterstützen. Es ist nur wichtig darauf zu achten, die Lektine zu bevorzugen, die gut für uns sind. Gerade wenn wir Gewicht verlieren wollen.

Wählen Sie, Ihrer Gesundheit und Ihrem Gewicht zur Liebe, die für Sie passenden Lebensmittel aus. Ihr Körper dankt es Ihnen mit guter Gesundheit, einem schlanken Körper, Vitalität und einem langen Leben.

Wie sind die Menschen mit der Blutgruppe 0

Kurzform: Der Jäger

Selbstständig, stark und durchsetzungsfähig

Stärken:

Starkes Immunsystem

Hohe Infektionsresistenz

Robuster Verdauungstrakt

Optimale Ausnutzung der Nährstoffe

Schwächen:

Umstellung der Nahrung kann nur langsam erfolgen

Neue Umweltbedingungen werden schlecht angenommen

Das Immunsystem kann zu viel des guten leisten (Allergien)

Höheres Krankheitsrisiko für

Allergien, Geschwüre, Blutgerinnungsstörung,

Schilddrüsenunterfunktion, Entzündungskrankheiten (Arthritis)

Ernährung

Eiweißreich

Lebensmittel Vorzug

Fleisch, Fisch, Gemüse, Obst,

Lebensmittel Einschränkung

Getreide, Bohnen, Hülsenfrüchte

Lebensmittel vermeiden

Milchprodukte mit kleinen Ausnahmen

Bei Gewichtsproblemen

Bevorzugen

Rotes Fleisch, Leber, Meeresfrüchte, Grünkohl, Spinat, Broccoli, Olivenöl und Seetang

Verzichten

Weizen, Mais, Kidneybohne, Linsen, Kohl, Milchprodukte

Erhöhter Nährstoffbedarf

Vitamin B, Vitamin K, Calcium, Jod, Süßholz und Seetang (Diese sollten auf jeden Fall über die natürliche Nahrung zu sich genommen werden)

Sportarten

Aktive Sportarten wie Aerobic, Laufen, Kampfsportarten

Ausführlich:

Die Eigenschaften sind:
- Klug
- Verantwortungsbewusst
- Entscheidungsfreudig
- Zielstrebig
- Aggressiv (sowohl positiv als auch negativ)
  Bei Stress
  - Ärgerlich
  - Hyperaktiv
  - Impulsiv

Diese Eigenschaften machen sich noch heute bemerkbar, auch wenn sie durch das heutige Leben nicht mehr so stark ausgeprägt sind.
So sind viele Menschen mit der Blutgruppe 0 wichtig für unsere Gesellschaft. Sie sind die geborenen Anführer. Sie haben einen großen Tatendrang und sind extrovertiert.
Durch ihren hohen Tatendrang und ihre zielgerichtete Aktivität erreichen sie oft höhere Ziele als andere Menschen.
Der Körperbau ist kräftig und muskulös. Die Muskulatur ist stark und leistungsfähig. Das Immunsystem ist stark und hat eine natürliche Abwehr gegen Infektionserkrankungen.
Wenn er die richtige Nahrung zu sich nimmt, Stress minimiert und kraftvolle Sportarten betreibt, kann er das ganze Potential seiner Vorfahren auskosten. Dazu gehört: Stärke, eine schlanke Figur, sprühender Optimismus, eine hohe Produktivität und ein langes Leben.

Wenn diese Menschen sich aber falsch ernähren, Stress haben und / oder kein Sport treiben, kann das zu ernsthaften, gesundheitlichen Problemen führen.
Hierzu gehören:
- Schlechte Schilddrüsenfunktion
- Übergewicht
- Insulinresistenz (Diabetes)
- Im schlimmsten Fall metabolischer Effekt (Siehe Anhang)

Durch seine Schilddrüsenprobleme ist es angebracht darauf zu achten, dass der Jodhaushalt auf dem richtigen Niveau ist. Dieser sollte nicht mit Zusatzpräparaten, sondern durch natürliche Nahrung gedeckt werden. Dazu gehören z.B. Salzwasser, Fische.

Stressmanagement

Für unsere Vorfahren war die Reaktion auf Stress mit Kampf oder Flucht von essentieller Bedeutung. Heute ist das eher nutzlos, ja sogar hinderlich. So reagieren die Menschen mit dieser Blutgruppe auf Stress mit exzessivem Ärger, Wutanfällen und Hyperaktivität.

Um eine Überlastung vorzubeugen, ist es wichtig dem Körper das zu geben, was er benötigt.

Das bedeutet:

1. Bevorzugung die richtigen Lebensmittel

   ○ Mageres rotes Fleisch

   ○ Gemüse

   ○ Obst

2. vermeiden der falschen Lebensmittel

   ○ Weizen

   ○ Milchprodukte

Als weiteres sollte Kaffee und andere aufmunternde Nahrung oder Stoffe vermieden werden, da diese sich auf die Ausschüttung von Adrenalin und Noradrenalin auswirken und diese dann in Stresssituationen noch erhöhen.

3. Sportliche Betätigung

   ○ Das ist eine wichtige Komponente. Durch Sport ist man in der Lage Adrenalin abzubauen. Das ist dann so, als wenn wir wie in der Steinzeit flüchten.

Sportarten der Blutgruppe 0

Für die Menschen mit der Blutgruppe 0 ist Sport ein wichtiger Ausgleich. Sie können damit so manchen Stress und Frust abbauen. Sport sollte hier immer die erste Wahl sein.
Es sollten Sportarten bevorzugt werden, die den Kreislauf in Schwung bringen. Dazu gehört Aerobic, Kampfsportarten, Kontaktsportarten und Laufen.

Lebensart der Blutgruppe 0

Um das Paket abzurunden, möchte ich hier noch auf die Art zu leben für diese Blutgruppe eingehen.

Hier nun die wichtigsten Punkte, die Sie beachten sollten:

1. Setzen Sie sich klare Ziele, auf die Sie sich voll und ganz konzentrieren. Diese sollten in Tages-, Monats-, Jahresziele unterteilt sein. Sie sollten genau definiert und erreichbar sein.
2. Wenn sie Veränderungen vornehmen wollen, machen sie kleine Schritte. Versuchen Sie nicht alles auf einmal zu ändern.
3. Wenn Sie gestresst sind, sollten Sie größere Geldausgaben und Entscheidungen vermeiden, da Sie sich dann oft als Fehlentscheidung entpuppen.
4. Lassen Sie es beim Essen ruhig angehen. Genießen Sie das Essen. Schaffen Sie sich eine schöne Umgebung, setzen Sie sich hin und essen Sie langsam.
5. Treiben Sie Sport. Das ist ein Allheilmittel bei Stress, Angst, Depression und bei Verlangen nach Suchtmitteln

Ernährung der Blutgruppe 0

Das Hauptaugenmerk liegt aber auf der Ernährung. Sie ist das A und O. Da diese Blutgruppe zu den Jägern gehört, besteht die Ernährung hauptsächlich aus Fleisch, Fisch, Gemüse und Obst. Getreide sollte sehr eingeschränkt werden, auch einige Bohnen und Hülsenfrüchte sind nicht die idealen Nahrungsmittel.

Auf den folgenden Seiten finden Sie eine Auflistung, welche Nahrungsmittel gut sind, welche sich neutral verhalten und welche schlecht für die Blutgruppe sind. Als weiteres eine Angabe, wie viel und wie oft diese Nahrung gegessen werden sollte.

Fleisch und Geflügel

Portion
>120-180 g Männer
>60-150 g Frauen/Kinder

Pro Woche
>4-6 Portionen Mageres, rotes Fleisch
>2-3 Portionen Geflügel

Gut
>Rind, Herz (Rind), Kalb, Kalbsleber, Wild, Büffel, Hammel, Lamm,

Neutral
>Huhn/Hähnchen, Pute, Ente, Truthahn, Fasan, Perlhuhn, Rebhuhn, Strauß, Täubchen, Waldhuhn, Kaninchen, Pferd, Ziege

Schlecht
>Schwein/Speck/Schinken, Gans, Schildkröte, Wachtel

Fisch und Meeresfrüchte

Portion
: 120-180 g

Pro Woche
: 3-5 Portionen

Gut
: Rotbarsch, Kabeljau, Regenbogenforelle, Hecht, Heilbutt, Alse (Maifisch), Barramunda, Gelbbarsch, Gelbschwanz, Roter Schnapper, Seezunge, Sonnenfisch (Barschart), Stör, Streifenbarsch, Weißbarsch, Wolfsbarsch, Ziegelbarsch,

Neutral
: Aal/japan. Aal, Auster, Bachforelle, Blaufisch, Buntbarsch, Butterfisch, Degenfisch, Delphin, Döbel, Erntefisch, Fächerfisch (Seglerfisch), Flunder, Goldbrasse (Seebrasse), Graubarsch, Haifisch, Hechtbarsch (Zander), Hering, Karpfen, Katzenwels, Lachs, Lachsforelle, Lumb, Makrele, Meeräsche, Merlan, Mondfisch, Opalauge, Papageifisch, Pompano (Pampelfisch), Rotbrasse (Meerbrasse), Sardelle (Anchovi), Sardine, Sauger, Schellfisch, Schnabel-Rotbarsch, Seehecht (Hechtdorsch), Seeteufel, Stint, Thunfisch, Umberfisch (Adlerfisch), Weißstör (Beluga), Wittling, Zackenbarsch, Zungenbutt,
Jakobsmuschel, Venusmuschel, Miesmuschel
Kaviar, Krabbe, Hummer, Garnele
Weinbergschnecke

Schlecht
: Barrakuda, Katfisch (Wels), Krake (Octopus), Lachsrogen, Maräne (Renke), Muskalunge, Pollack, Seeohr (Abalone), Tintenfisch (Kalmar),
Meerschnecke
Froschschenkel

Milchprodukte

Portion
> 60 g Käse
> 120-180 g Joghurt
> 125-200 ml Milch

Pro Woche
> 0-3 Portionen Käse
> 0-3 Portionen Joghurt
> 0-1 Portionen Milch

Gut
> -

Neutral
> Butter, Ghee (geklärte Butter), Farmerkäse, Feta (Schafskäse), Mozzarella, Ziegenkäse,

Schlecht
> Amerikanischer Cheddar, Blauschimmelkäse, Brie, Camembert, Casein, Cheddar, Colby, Emmentaler, Edamer, Gouda, Parmesan, Monterey Jack, Frischkäse, Münster, Gruyère, Neufchatel, Provolone, Schmelzkäse, Hüttenkäse, Ricotta, Paneer (inischer Frischkäse), Jarlsberg, Joghurt, Quark, Buttermilch, Kefir, Sauerrahm (fettarm/fettfrei)
> Milch (fettarm), Milch (Vollmilch), Molke, Rahmmilch, Ziegenmilch,
> Eiscreme

Eier

Portion
> 1 Stück

Pro Woche
> 3-4

Gut
> -

Neutral
> Entenei, Hühnerei (Eigelb), Hühnerei: Eiweiß,

Schlecht
> Gänseei, Wachtelei

Bohnen und Hülsenfrüchte

Portion
>160 g

Pro Woche
>1-2

Gut
>Adzukibohne, Augenbohne,

Neutral
>Cannellinibohne, Grüne Bohne, Weiße Bohne, Limabohne, Mungbohne (-sprosse), Puffbohne (Saubohne), Schwarze Bohne, Sojabohne, Sojaflocken, Sojakäse, Sojamilch, Sojaschrot, Tempeh (fermentierte Sojabohne), Tofu (Quark aus Sojamilch), Kichererbse

Schlecht
>Berglinse, Grüne Linse, Rote Linse, Kidneybohne, Perlbohne, Pintobohne, Tamarinde

Nüsse und Samen

Portion
>6-8 Stück Nüsse
>1 EL Samenkerne
>1 EL Nussbutter

Pro Woche
>3-4 Nüsse + Samenkerne
>3–7 Nussbutter

Gut
>Kürbiskern/-mus, Leinsamen, Walnuss

Neutral
>Butternuss, Haselnuss, Hickory (nordamerikan. Walnuss), Macadamianuss, Mandel/Mandelmus, Mandelmilch, Pecannuss/Pecannussbutter, Pinienkern, Sesamkorn, Sesampaste (Tahin), Färberdistelsamen

Schlecht
>Buchecker, Cashewnuss/-mus, Erdnuss/Erdnussbutter, Esskastanie, Mohnsamen, Paranuss, Pistazie, Sonnenblumenkern/-mus

Getreide (Mehl, Brot, Getreidezubereitungen, Teigwaren)

Portion
>1 Scheibe Brot
>2-4 Cracker
>30-80 g Müsli
>160g Getreidekörner
>100g Teigwaren

Pro Tag
>0–2 Brot/Cracker

Pro Woche
>2–3 Müsli
>0–3 Getreide/ Teigwaren

Gut
>Essener Brot (Mannabrot)

Neutral
>Amaranth, Buchweizen/Kasha, Dinkel, Dinkelmehl/Dinkelprodukte, Glutenfreies Brot, Hafer (-mehl, -kleie, -schrot), Hirse, Kamut (ägyptischer Weizen), Puffreis, Quinoa, Reis (weißer, Basmati-, Naturreis), Reisflocken, Reiskleie, Reismehl/Reiswaffel, Reismilch, Roggenbrot (100%Roggen), Roggenmehl, Sobanudeln (100% Buchweizen), Sojabrot/-mehl, Tapioka (Maniokstärke), Tef (Hirseart), Topinamburpasta, Wildreis

Schlecht
>Couscous (Hartweizengries), Gerste, Glutenhaltige Weizenprodukte, Glutenhaltiges Mehl, Hartweizenprodukte, Mais, Maisschrot, Puffmais (Popcorn), Sorghumhirse (Durra), Weizenauszugsmehl, Weizenkeim, Weizenkeimbrot (außer Essener Brot), Weizenkleie, Weizenvollkornprodukte, Weizenweißmehlprodukte

Gemüse und Gemüsesäfte

Portion
>100g Roh oder gegart

Pro Tag
>3–5 Portionen Gemüse

Gut
>Algen/Seetang, Artischocke, Brokkoli, Gartenkürbis, Grünkohl, Ingwer, Okra (Gumbofrucht), Paprika (rot/Cayennepfeffer), Pastinake, Romanasalat, Rübengrün, Rübenstiel, Spinat/Spinatsaft, Süßkartoffel, Weiße Kohlrübe, Zwiebeln (alle Arten außer Schalotten und Frühlingszwiebeln), Kohlrabi, Chicorée, Eskarol (Winterendivie), Löwenzahn, Mangold

Neutral
>Agar-Agar, Aubergine, Bambussprossen, Brunnenkresse, Chili, Daikon (japan. Rettich), Endivie, Erbsen (grüne/Zuckerschoten), Fenchel, Frühlingszwiebel, Gelbe Kohlrübe (Wruke), Karotte, Karottensaft, Knoblauch, Knollensellerie, Kohl (Rot-, Weiß-, Chinakohl), Kohlsaft, Melonenkürbis, Oliven (grüne), Paprika (grün/gelb/Chilischote), Poi (Brei aus vergorener Tarowurzel), Radicchio, Rappini (Rübenkohlblätter), Rettich/Radieschen/ Rettichsprossen, Rosenkohl, Rote Beete, Rucola, Salat (Kopf-, Eisberg-, Blattsalat), Sauerkraut, Schalotte, Schwarzwurzel, Spargel, Spargelerbse (Hornklee), Staudensellerie/Selleriesaft, Tomate/Tomatensaft, Wasserkastanie, Yamswurzel, Zucchini,
>Abalonepilz, Enokipilz, Maitake Pilz, Austernpilz, Champignon, Reisstroh-Scheidling (Pilz)

Schlecht
>Alfalfasprossen, Aloe/Aloetee/Aloesaft, Blumenkohl, Gurke, Gurkensaft, Kapern, Kartoffel (alle Sorten außer Süßkartoffel), Oliven (schwarze), Porree (Lauch), Rhabarber, Senfkohlblatt, Shiitakepilz, Taro (Wasserbrotwurzel), Yucca

Obst und Fruchtsäfte

Portion
>1 Frucht oder
>90-150 g Früchte

Pro Tag
>3–4 Portionen

Gut
>Ananassaft, Banane, Blaubeere (Heidelbeere), Dörrpflaume, Feige (frisch/getrocknet), Guave/Guavensaft, Kirsche, Mango/Mangosaft,

Neutral
>Ananas, Apfel/Apfelsaft/Apfelmost, Aprikose/Aprikosensaft, Birne/Birnensaft, Boysenbeere, Brotfrucht, Casabamelone, Dattel, Erdbeere, Galiamelone, Granatapfel, Grapefruit (Pampelmuse), Grapefruitsaft, Himbeere, Holunderbeere, Johannisbeere (rot/schwarz), Kaktusfeige, Kumquat, Limette (Limone)/Limettensaft, Loganbeere, Maulbeere, Nektarine/Nektarinensaft, Netzmelone, Papaya/Papayasaft, Persimone (Kaki), Pfirsich, Preiselbeere, Preiselbeersaft, Quitte, Rosine, Sagopalme, Stachelbeere, Sternfrucht (Karambola), Trauben, Wassermelone, Youngberry (Brombeer-Himbeer-Kreuzung), Zitrone/Zitronensaft, Zitronenwasser

Schlecht
>Asiatische Birne (Nashi-Birne), Avocado, Bitter Melon (Momordica charania), Brombeere/Brombeersaft, Honigmelone (Honeydew), Kantalupmelone, Kiwi, Kochbanane, Kokosmilch, Kokosnuss, Litschi, Mandarine, Orange/Orangensaft,

Öle

Portion
> 1 EL

Pro Woche
> 4–8 Portionen

Gut
> Leinsamenöl (Speise-Leinöl), Olivenöl

Neutral
> Borretschsamenöl, Dorschleberöl, Johannisbeerkernöl, Mandelöl, Rapsöl, Sesamöl, Walnussöl

Schlecht
> Baumwollsaatöl, Distelöl, Erdnussöl, Kastoröl (Rizinusöl), Kokosöl, Maiskeimöl, Nachtkerzenöl, Sojaöl, Sonnenblumenöl, Weizenkeimöl

Süßmittel

Gut
> -

Neutral
> Ahornsirup, Gerstenmalz, Honig, Mandelextrakt, Marmelade/Gelee (mit geeigneten Zutaten), Melasse (braun), Melasse (schwarz), Reissirup, Schokolade, Stevia, Zucker (weiß/braun), Zuckerrohrsaft

Schlecht
> Aspartam, Fruchtzucker (Fructose), Invertzucker, Maissirup, Maltodextrin, Traubenzucker (Dextrose),

Getränke

Gut
> Grüner Tee, Limonade (natürlicher Fruchtgehalt), Mineralwasser

Neutral
> Rotwein

Schlecht
> Bier, Kaffee (koffeinhaltig und koffeinfrei), Limonadengetränke (Diätlimonaden, Cola), Schwarztee, Spirituosen, Weißwein

Kräuter, Gewürze, Würz- und Verdickungsmittel

Gut

Curry, Karobe (Johannisbrot), Kurkuma (indischer Gelbwurz), Meerrettich, Petersilie, Rotalge, Senfpulver

Neutral

Anis, Apfelpektin, Basilikum, Bergamottöl, Bohnenkraut, Chilipulver, Dill, Essig (Apfel-), Estragon, Gelatine, Gewürznelke, Gewürzstrauch (Calycanthus officinalis), Grüne Minze, Hefe (Back-, Bierhefe), Kardamom, Kerbel, Koriander, Kreuzkümmel, Kümmel, Lorbeerblatt, Majoran, Mayonnaise, Meersalz, Miso (Sojabohnenpaste), Oregano, Paprika, Pfeffer (Pfefferkorn/getrocknete Chilischote), Pfefferminze, Pfeilwurzelmehl, Piment, Rosmarin, Safran, Salatsauce (mit geeigneten Zutaten), Salbei, Schnittlauch, Senf (ohne Essig und Weizen), Sennesblätter, Sojasauce, Süßholzwurzel, Tamari (dunkle Sojasauce, weizenfrei), Tamarinde, Thymian, Vanille, Weinstein, Zimt

Schlecht

Akazie (Gummi arabicum), Carrageen (Perltang, Irländisch Moos), Essig (Balsamico-, Wein-, Reis-), Guarana, Guarkernmehl, Ketchup, Maisstärke, Muskatblüte, Muskatnuss, Natriumglutamat (Geschmacksverstärker), Pfeffer (weiß/schwarz), Pickles (Eingelegtes) in Essig, Pickles (Eingelegtes) in Salzlake, Relish, Senf (mit Essig und Weizen), Senf (mit Essig, weizenfrei), Senf (mit Weizen, ohne Essig), Wacholder, Wintergrün, Worcestersauce

Wie sind Menschen mit der Blutgruppe A

Kurzform: Der Landwirt
Analytisch, bodenständig und vorausschauend

Stärken:
>Schnelle Anpassung an Ernährungs- und Umweltbedingungen
>Gute Verwertung von Kohlenhydraten aus der Nahrung

Schwächen:
>Gutes Immunsystem kann aber das Eindringen von
>Mikroorganismen nicht verhindern.
>Schlechte Verdauung von Fleisch Eiweiß (zu wenig Magensäure)

Höheres Krankheitsrisiko für
>Diabetes Typ 1 und 2, Leber- und Gallenblasenstörung,
>Herzkrankheiten, Krebs

Ernährung
>Vegetarisch

Lebensmittel Vorzug
>Gemüse, Getreide, Bohnen, Hülsenfrüchte, Tofu, Obst und
>Meeresfrüchte

Lebensmittel vermeiden
>Fleisch, Milchprodukte mit kleinen Ausnahmen,

Bei Gewichtsproblemen
>Bevorzugen
>>Meeresfrüchte, Sojaprodukte, Gemüse, Ananas und Olivenöl
>Verzichten
>>Fleisch, Weizen, Kidneybohnen, Limabohnen,
>>Milchprodukte

Erhöhter Nährstoffbedarf
>Vitamin B12, Vitamin C, Vitamin E, Folsäure, Kalzium und Eisen
>Diese Nährstoffe sollten über zusätzliche Präparate zu sich
>genommen werden. Das Eisen über die natürliche Nahrung.

Sportarten
>Beruhigende und Konzentrationsfördernde Sportarten. Wie z.B.
>Yoga und Tai Chi

Ausführlich:

Die Eigenschaften sind:
- Kreativ
- Analytisch
- Einfühlsam
- Harmonisch
- Vorausschauend

Diese Eigenschaften machen es dem modernen Menschen mit der Blutgruppe A schwer in der heutigen Zeit. Das Leben ist im stetigen Wandel und der Harmonie bezogene Mensch leidet unter der immer schneller fortschreitenden Isolierung. Er benötigt ein stabiles, strukturiertes und unterstützendes Umfeld, um seinem Wesen gerecht zu werden.

Der zunehmende Stress, falsche Ernährung und die Schnelllebigkeit, können das Krankheitsrisiko für Krebs, Diabetes und Herz- und Kreislaufprobleme erhöhen.

Es ist gerade bei der Blutgruppe A besonders wichtig, eine vegetarische Ernährung zu bevorzugen. Durch die verminderte Magensäure fällt es Menschen mit dieser Blutgruppe schwer, tierische Proteine zu verdauen. Haben die Menschen mit dieser Blutgruppe ein harmonisches Leben, das vorhersehbar und stabil ist, mit der richtigen Ernährung und beruhigender Sportart, dann können sie das Krankheitsrisiko deutlich verringern. Sie können ein langes Leben mit einer guten Konstitution, geistiger Kreativität und großem Elan ihr eigen nennen.

Stressmanagement

Personen mit der Blutgruppe A haben von Natur aus einen hohen Cortisolspiegel. Dieses Stresshormon hilft bei der Regulierung von zyklischen Prozessen im Körper. Cortisol wird am Morgen in der Zeit zwischen sechs und acht Uhr ausgestoßen und baut sich im Laufe des Tages ab. Durch Stress wird zusätzlich Cortisol produziert und ausgestoßen. Das kann zu Schlafstörungen, Benommenheit, Verdickung des Blutes, Muskelabbau und Fetteinlagerungen führen. Bei andauerndem Stress kann es im Extremfall zu Zwangsneurosen, Insulinresistenz und Schilddrüsenunterfunktion führen.

Wenn man das Cortisolniveau niedrig halten will, ist es wichtig Zucker, Kaffee und Alkohol zu meiden.

Die folgenden Punkte können zusätzlichen Stress verursachen und sollten soweit es geht vermieden werden:

> Negative Gefühle und Gedanken, Lärm, große Menschenansammlungen, Zucker, Überlastung oder Unterforderung, Schlafmangel, Starke Gerüche.

Da es, durch das hohe natürliche Cortisol Level, für den Blutgruppen-Typ A schwierig ist Stress abzubauen, ist es wichtig regelmäßig beruhigende Übungen zu machen. Dazu gehört z.B. Yoga, Tai Chi, Meditationen oder Atemübungen. Das sollte bei Menschen mit der Blutgruppe A zum festen Bestandteil ihres Lebens gehören.

Sportarten der Blutgruppe A

Der Sport ist für die Menschen dieser Blutgruppe mehr zur Entspannung als zur Leistungssteigerung gedacht. Den richtigen Ausgleich finden Sie in beruhigenden, konzentrationsfördernden Übungen. Daher sind, wie schon erwähnt, Yoga, Tai Chi, aber auch neuere Formen wie z.B. Trilochi (das ist eine Kombination aus Yoga, Tai Chi und Qi Gong) für sie die richtige Wahl.

Lebensart der Blutgruppe A

Um das Paket abzurunden, möchte ich hier noch auf die Art zu leben für diese Blutgruppe eingehen.
Hier nun die wichtigsten Punkte, die Sie beachten sollten:

1. Strukturieren Sie Ihren Tag
2. Planen Sie mindestens zwei Pausen von mindestens 20 Minuten ein. In diesen Pausen sollten Sie spazieren gehen, Meditationen, Atemübungen oder Dehnübungen machen.
3. Schlafen Sie mindestens 8 Stunden
4. Gehen Sie spätestens um 23 Uhr ins Bett
5. Wenn Sie aufwachen, stehen Sie sofort auf. Bleiben Sie nicht liegen
6. Essen Sie regelmäßig und lassen Sie keine Mahlzeit aus
7. Essen Sie nicht, wenn sie ängstlich oder nervös sind
8. Bevorzugen Sie am Morgen Proteine und am Abend Kohlenhydrate.
9. Planen Sie mindestens 3 mal die Woche Sport für 30 Minuten ein

Ernährung der Blutgruppe A

Das Hauptaugenmerk liegt aber auf der Ernährung, sie ist das A und O. Diese Blutgruppe gehört zu den Landwirten. Daher sollte die Ernährung hauptsächlich vegetarisch ausfallen. Besonders gut verträglich sind Gemüse, Tofu, Getreide, Meeresfrüchte, Bohnen, Hülsenfrüchte und Obst. Auf den folgenden Seiten finden Sie eine Auflistung welche Nahrungsmittel gut sind, welche sich neutral verhalten und welche schlecht für die Blutgruppe sind. Auch eine Angabe wie viel und wie oft diese Nahrung gegessen werden sollte.

Fleisch und Geflügel

Portion
      120-180 g Männer
      60-150 g Frauen/Kinder
Pro Woche
      0 Mageres, rotes Fleisch
      0-3 Geflügel
Gut
      -
Neutral
      Huhn/Hähnchen, Perlhuhn, Strauß, Täubchen, Truthahn, Waldhuhn
Schlecht
      Ente, Fasan, Gans, Rebhuhn, Wachtel, Herz (Rind), Rind, Kalb, Kalbsleber, Schwein/Speck/Schinken, Büffel, Lamm, Hammel, Ziege, Pferd, Wild, Kaninchen, Schildkröte

Fisch und Meeresfrüchte

Portion
>120-180 g

Pro Woche
>1-4 Portionen

Gut
>Lachs, Lachsforelle, Regenbogenforelle, Makrele, Kabeljau, Karpfen, Sardine, Barramunda, Gelbbarsch, Hechtbarsch (Zander), Maräne (Renke), Pollack, Roter Schnapper, Seeteufel, Wittling, Weinbergschnecke

Neutral
>Bachforelle, Buntbarsch, Butterfisch, Degenfisch, Delphin, Döbel, Fächerfisch (Seglerfisch), Gelbschwanz, Haifisch, Hecht, Katzenwels, Lachsrogen, Lumb, Meeräsche, Merlan, Mondfisch, Muskalunge, Papageifisch, Pompano (Pampelfisch), Rotbarsch, Rotbrasse (Meerbrasse), Sauger, SchnabelRotbarsch, Seeohr (Abalone), Stint, Stör, Thunfisch, Umberfisch (Adlerfisch), Weißbarsch, Wolfsbarsch

Schlecht
>Aal/japan. Aal, Alse (Maifisch), Barrakuda, Blaufisch, Erntefisch, Flunder, Goldbrasse (Seebrasse), Heilbutt, Hering, Katfisch (Wels), Opalauge, Sardelle (Anchovi), Schellfisch, Seehecht (Hechtdorsch), Seezunge, Sonnenfisch (Barschart), Streifenbarsch, Tintenfisch (Kalmar), Krake (Octopus), Weißstör (Beluga), Zackenbarsch, Ziegelbarsch, Zungenbutt,
>Jakobsmuschel, Venusmuschel, Miesmuschel, Auster, Hummer, Garnele, Krabbe,
>Kaviar, Meerschnecke, Froschschenkel

Milchprodukte

Portion
>60 g Käse
>120-180 g Joghurt
>125-200 ml Milch

Pro Woche
>2-4 Käse
>1-3 Joghurt
>0-4 Milch

Gut
>-

Neutral
>Ghee (geklärte Butter), Farmerkäse, Feta (Schafskäse), Ziegenkäse, Mozzarella, Paneer (indischer Frischkäse), Sauerrahm (fettarm/fettfrei), Joghurt, Quark, Ricotta, Kefir, Ziegenmilch

Schlecht
>Butter, Amerikanischer Cheddar, Blauschimmelkäse, Brie, Camembert, Casein, Cheddar, Colby, Gouda, Edamer, Emmentaler, Frischkäse, Gruyère, Hüttenkäse, Jarlsberg, Monterey Jack, Münster, Neufchatel, Parmesan, Provolone, Schmelzkäse,
>Rahmmilch, Milch (fettarm, Vollmilch), Molke, Buttermilch, Eiscreme

Eier

Portion
>1 Stück

Pro Woche
>1-3

Gut
>-

Neutral
>Hühnerei (Eigelb, Eiweiß), Entenei, Gänseei, Wachtelei

Schlecht
>-

Bohnen und Hülsenfrüchte

Portion
>160 g

Pro Woche
>3-6

Gut
>Adzukibohne, Augenbohne Schwarze Bohne, Pintobohne, Puffbohne (Saubohne), Berglinse, Grüne Linse, Rote Linse,, Sojabohne, Sojaflocken, Sojakäse, Sojamilch, Sojaschrot, Tempeh (fermentierte Sojabohne), Tofu (Quark aus Sojamilch)

Neutral
>Cannellinibohne, Grüne Bohne, Mungbohne (-sprosse), Weiße Bohne

Schlecht
>Kichererbse, Kidneybohne, Limabohne, Perlbohne, Tamarinde

Nüsse und Samen

Portion
>6-8 Stück Nüsse
>1 EL Samenkerne
>1 EL Nussbutter

Pro Woche
>2-5 Nüsse + Samenkerne
>1-4 Nussbutter

Gut
>Erdnuss/Erdnussbutter, Kürbiskern/-mus, Leinsamen, Walnuss

Neutral
>Buchecker, Butternuss, Esskastanie, Färberdistelsamen, Haselnuss, Hickory (nordamerikan. Walnuss), Macadamianuss, Mandel/Mandelmus, Mandelmilch, Mohnsamen, Pecannuss/Pecannussbutter, Pinienkern, Sesamkorn, Sesampaste, Sonnenblumenkern/mus

Schlecht
>Cashewnuss/-mus, Paranuss, Pistazie

Getreide (Mehl, Brot, Getreidezubereitungen, Teigwaren)

Portion

    1 Scheibe Brot

    2-4 Cracker

    30-80 g Müsli

    160g Getreidekörner

    100g Teigwaren

Pro Tag

    3-5 Brot/Cracker

Pro Woche

    5-9 Müsli

    2-4 Getreide/ Teigwaren

Gut

    Amaranth, Buchweizen/Kasha, Essener Brot (Mannabrot), Hafer (mehl, -kleie, -schrot), Roggenbrot (100%Roggen), Roggenmehl, Sobanudeln (100% Buchweizen), Sojabrot/-mehl, Topinamburpasta

Neutral

    Couscous (Hartweizengries), Dinkel, Dinkelmehl/Dinkelprodukte, Gerste, Glutenfreies Brot, Glutenhaltige Weizenprodukte, Glutenhaltiges Mehl, Hartweizenprodukte, Hirse, Kamut (ägyptischer Weizen), Mais, Maisschrot, Puffmais (Popcorn), Puffreis, Quinoa, Reis (weißer, Basmati-, Naturreis), Reisflocken, Reiskleie, Reismehl/Reiswaffel, Reismilch, Sorghumhirse (Durra), Tapioka (Maniokstärke), Weizenauszugsmehl, Weizenkeimbrot (außer Essener Brot), Weizenweißmehlprodukte, Wildreis

Schlecht

    Tef (Hirseart), Weizenkleie, Weizenvollkornprodukte

Gemüse und Gemüsesäfte

Portion

    100g Roh oder gegart

    180-240 g Sojaprodukte gegart

Pro Tag

    2-5 rohes Gemüse

    3-6 gegartes Gemüse

    4-6 Sojaprodukte

Gut

    Alfalfasprossen, Aloe/Aloetee/Aloesaft, Artischocke, Brokkoli, Chicorée, Eskarol,(Winterendivie), Fenchel, Gartenkürbis, Grünkohl, Ingwer, Karotte, Karottensaft, Knoblauch, Kohlrabi, Löwenzahn, Mangold, Okra (Gumbofrucht), Pastinake, Porree (Lauch), Rappini (Rübenkohlblätter), Romanasalat, Rübengrün, Rübenstiel, Spinat/Spinatsaft, Staudensellerie/Selleriesaft, Weiße Kohlrübe, Zwiebeln (alle Arten außer Schalotten und Frühlingszwiebeln), Maitake-Pilz

Neutral

    Agar-Agar, Algen/Seetang, Bambussprossen, Blumenkohl, Brunnenkresse, Champignon, Daikon, (japan. Rettich), Endivie, Erbsen (grüne/Zuckerschoten), Frühlingszwiebel, Gelbe Kohlrübe (Wruke), Gurke, Gurkensaft, Knollensellerie, Kohlsaft, Melonenkürbis, Oliven (grüne), Poi (Brei aus vergorener Tarowurzel), Radicchio, Rettich /Radieschen /Rettichsprossen, Rosenkohl, Rote Beete, Rucola, Salat (Kopf-, Eisberg-, Blattsalat), Schalotte, Schwarzwurzel, Senfkohlblatt, Spargel, Spargelerbse (Hornklee), Taro (Wasserbrotwurzel), Wasserkastanie, Zucchini Abalonepilz, Austernpilz, Enokipilz, Reisstroh-Scheidling (Pilz),

Schlecht

    Aubergine, Chili, Kapern, Kartoffel (alle Sorten außer Süßkartoffel), Kohl (Rot-, Weiß-, Chinakohl), Oliven (schwarze), Paprika (grün/gelb/Chilischote, Paprika (rot/Cayennepfeffer), Rhabarber, Sauerkraut, Süßkartoffel, Tomate/Tomatensaft, Yamswurzel, Yucca, Shiitakepilz

Obst und Fruchtsäfte

Portion
    1 Frucht oder
    90-150 g Früchte

Pro Tag
    3-4

Gut
    Ananas, Ananassaft, Aprikose/Aprikosensaft, Blaubeere (Heidelbeere), Boysenbeere, Brombeere/Brombeersaft, Dörrpflaume, Feige (frisch/getrocknet), Grapefruit (Pampelmuse), Grapefruitsaft, Kirsche, Limette (Limone)/Limettensaft, Preiselbeere, Zitrone/Zitronensaft, Zitronenwasser

Neutral
    Apfel/Apfelsaft/Apfelmost, Asiatische Birne (Nashi-Birne), Avocado, Birne/Birnensaft, Brotfrucht, Casabamelone, Dattel, Erdbeere, Galiamelone, Granatapfel Guave/Guavensaft, Himbeere, Holunderbeere, Johannisbeere (rot/schwarz), Kaktusfeige, Kantalupmelone, Kiwi, Kumquat, Litschi, Loganbeere, Maulbeere, Nektarine/Nektarinensaft, Netzmelone, Persimone (Kaki), Pfirsich, Preiselbeersaft, Quitte, Rosine, Sagopalme, Stachelbeere, Sternfruch (Karambola), Trauben, Wassermelone, Youngberry (Brombeer-Himbeer-Kreuzung)

Schlecht
    Banane, Bitter Melon (Momordica charania), Honigmelone (Honeydew), Kochbanane, Kokosmilch, Kokosnuss, Mandarine, Mango/Mangosaft, Orange/Orangensaft, Papaya/Papayasaft

Öle

Portion
> 1 EL

Pro Woche
> 2-6

Gut
> Johannisbeerkernöl, Leinsamenöl (Speise-Leinöl), Olivenöl, Walnussöl

Neutral
> Borretschsamenöl, Distelöl, Dorschleberöl, Mandelöl, Nachtkerzenöl, Rapsöl, Sesamöl, Sojaöl, Sonnenblumenöl, Weizenkeimöl

Schlecht
> Baumwollsaatöl, Erdnussöl, Kastoröl (Rizinusöl), Kokosöl, Maiskeimöl

Süßmittel

Gut
> Gerstenmalz, Melasse (schwarz)

Neutral
> Ahornsirup, Fruchtzucker (Fructose), Honig, Invertzucker, Maissirup, Maltodextrin, Mandelextrakt, Marmelade/Gelee (mit geeigneten Zutaten), Melasse (braun), Reissirup, Schokolade, Stevia, Traubenzucker (Dextrose), Zucker (weiß/braun)

Schlecht
> Aspartam, Zuckerrohrsaft

Getränke

Gut
> Grüner Tee, Kaffee (koffeinhaltig und koffeinfrei), Rotwein

Neutral
> Weißwein

Schlecht
> Bier, Limonade, Limonadengetränke (Diätlimonaden, Cola), Mineralwasser, Schwarztee, Spirituosen

Kräuter, Gewürze, Würz- und Verdickungsmittel

Gut

Kukuma (indischer Gelbwurz), Meerrettich, Miso (Sojabohnenpaste), Petersilie, Senf (mit Weizen, ohne Essig), Senf (ohne Essig und Weizen), Senfpulver, Sojasauce, Tamari (dunkle Sojasauce, weizenfrei)

Neutral

Anis, Apfelpektin, Basilikum, Bergamottöl, Bohnenkraut, Curry, Dill, Estragon, Gewürznelke, Gewürzstrauch (Calycanthus officinalis), Grüne Minze, Guarana, Hefe (Back-, Bierhefe), Kardamom, Karobe (Johannisbrot), Kerbel, Koriander, Kreuzkümmel, Kümmel, Lorbeerblatt, Maisstärke, Majoran, Meersalz, Muskatblüte, Muskatnuss, Oregano, Paprika, Pfefferminze, Pfeilwurzelmehl, Pickles (Eingelegtes) in Salzlake, Piment, Rosmarin, Rotalge, Safran, Salatsauce (mit geeigneten Zutaten), Salbei, Schnittlauch, Senf (mit Essig, weizenfrei), Sennesblätter, Süßholzwurzel, Tamarinde, Thymian, Vanille, Weinstein, Zimt

Schlecht

Akazie (Gummi arabicum), Carrageen (Perltang, Irländisch Moos), Chilippulver, Essig (Apfel-, Balsamico-, Wein-, Reis-), Gelatine, Guarkernmehl, Ketchup, Mayonnaise, Natriumglutamat (Geschmacksverstärker), Pfeffer (Pfefferkorn/getrocknete Chilischote, weiß/schwarz), Pickles (Eingelegtes) in Essig, Relish, Senf (mit Essig und Weizen), Wacholder, Wintergrün, Worcestersauce

Wie sind Menschen mit der Blutgruppen B

Kurzform: Der Nomade

Kreativ, anpassungsfähig und im Gleichgewicht

Stärken:

Gute Anpassungsfähigkeit an veränderte Ernährungs- und Umweltbedingungen

Starkes Immunsystem

Starke Nerven

Schwächen:

Bei Unausgewogenheit kann es zu Autoimmunerkrankungen kommen. Dieses kann zu einer schnell Ausbreitung von Viruserkrankungen führen.

Höheres Krankheitsrisiko für

chronische Müdigkeit, Diabetes Typ 1, Autoimmunerkrankungen wie Lupus und Multiple Sklerose

Ernährung

Alles-Esser

Lebensmittel Vorzug

Fleisch, Milchprodukte, Getreide, Gemüse und Obst

Lebensmittel vermeiden

nur wenige Lebensmittelunterarten, wie z.B. einige Nüsse

Bei Gewichtsproblemen

bevorzugen

Wild, Leber, Eier, Blattgemüse und Süßholztee

Verzichten

Hühnchen, Linsen, Mais, Buchweizen, Sesam, Erdnüsse, Tomaten und Weizen

Erhöhter Nährstoffbedarf

Magnesium, Lecithin aus Sojaprodukten

Sportarten

Mittlere Beanspruchung wie Wandern, Radfahren, Schwimmen und Tennis

Ausführlich:

Die Eigenschaften sind:
- Flexibel
- Anpassungsfähig
- Kreativ
- Subjektiv
- Unbekümmert
- Visualisieren

Diese Menschen mit der Blutgruppe B sind nicht so festgelegt wie die z.B. der Blutgruppe A oder 0. Sie können sich in alle Richtungen bewegen. Nicht nur in der Ernährung sind sie offen für fast alles, auch im Leben können sie sowohl Stärke und Kraft haben, als auch sensibel und einfühlsam sein. Ihre große Anpassungsfähigkeit macht es ihnen möglich, auch in jedem Klima und an jedem Ort auf der Erde klar zu kommen. Es sollte nur nicht zu einsam sein. Der Blutgruppen Typ B braucht es gesellig. Er blüht auf, wenn er viele nette Menschen um sich hat. Durch seine große Vorstellungskraft und Kreativität ist er der geborene Künstler. Egal in welchem Bereich.

Stressmanagement

Genau wie bei der Blutgruppe A wird bei der Blutgruppe B ein erhöhtes Niveau Cortisol produziert. Das bedeutet, dass in Stresssituationen der Cortisolspiegel auf ein Übermaß steigt. Es wird in diesem Fall, auch für die Menschen mit der Blutgruppe B, schwierig sich vom Stress zu erholen. Hält der Stress länger an, kann es auch hier zu Schlafstörungen, Benommenheit im Kopf, Magen-Darm-Problemen und eine Schwächung des Immunsystems kommen. Bei sehr langem Andauern von Stress, kann es darüber hinaus zu Depressionen, Insulinresistenz und Schilddrüsenunterfunktion kommen.

Das beste Mittel dagegen haben die Menschen mit dieser Blutgruppe in die Wiege gelegt bekommen. Durch gezieltes Visualisieren von Ruhe und / oder Meditationen können sie wieder zur Ruhe und in Balance kommen. Hierzu empfiehlt es sich, dass Sie einmal am Tag eine kurze Meditation machen. Damit können Sie die Probleme und Beschwerden mildern oder ganz beseitigen.

Sportarten der Blutgruppe B

Für diese Menschen ist es wichtig, dass nicht nur der Körper „Arbeit" bekommt, sondern auch der Geist. Es sollte eine Balance zwischen den beiden herrschen. Es empfehlen sich daher Sportarten, die sowohl körperlich als auch geistig beanspruchen. Durch seine angeborene Geselligkeit sollten auch hier immer andere Menschen involviert sein. Daher sind Sportarten wie Tennis, Wandern in einer Gruppe, Golf und Kampfsportarten genau das Richtige.

Lebensart der Blutgruppe B

Um das Paket abzurunden möchte ich hier noch auf die Art zu leben für diese Blutgruppe eingehen.

Hier nun die wichtigsten Punkte, die Sie beachten sollten:

1. Engagieren Sie sich in Gemeinschaften, Nachbarschaften oder Vereinen. Sie brauchen die feste Verbindung zu anderen Menschen.
2. Gehen Sie spätestens um 23 Uhr ins Bett und schlafen Sie mindestens 8 Stunden
3. Beschäftigen Sie sich mit kreativen Dingen.
4. Visualisieren Sie, was sie erreichen wollen. Denn was Sie sich vorstellen können, können Sie auch erreichen.
5. Meditieren Sie mindestens einmal am Tag.
6. Strukturieren Sie Ihren Tag, aber bleiben Sie spontan
7. Beschäftigen Sie Ihren Geist! Da dieser im Alter die Tendenz hat vergesslich zu werden. Trainieren Sie ihn, wie Ihre Muskeln, mit Rätseln, Tüfteleien und Denksportaufgaben. Sie können auch eine neue Sprache oder eine neue Fähigkeit erlernen, wie z.B. malen oder zeichnen.

Ernährung der Blutgruppe B

Das Hauptaugenmerk liegt aber auf der Ernährung, die ist das A und O. Diese Blutgruppe gehört zu den Nomaden, sie sind die sogenannten ausgewogenen Alles-Esser. Sie können Fleisch, Milchprodukte, Getreide, Gemüse und Obst in gleichen Maßen zu sich nehmen. Aber auch hier gibt es das eine oder andere, dass Sie meiden sollten.

Auf den folgenden Seiten finden Sie eine Auflistung welche Nahrungsmittel gut sind, welche sich neutral verhalten und welche schlecht für die Blutgruppe sind. Auch eine Angabe wie viel und wie oft diese Nahrung gegessen werden sollte.

Fleisch und Geflügel

Portion
    120-180 g Männer
    60-150 g Frauen/Kinder
Pro Woche
    2-3 Mageres, rotes Fleisch
    0-3 Geflügel
Gut
    Hammel, Kaninchen, Lamm, Wild, Ziege
Neutral
    Kalb, Kalbsleber, Rind, Truthahn, Fasan, Strauß, Büffel
Schlecht
    Huhn/Hähnchen, Ente, Gans, Wachtel, Waldhuhn, Täubchen, Rebhuhn, Perlhuhn, Herz (Rind), Pferd, Schildkröte, Schwein/Speck/Schinken

Fisch und Meeresfrüchte

Portion
> 120-180 g

Pro Woche
> 3-5

Gut
> Lachs, Makrele, Hecht, Heilbutt, Rotbarsch, Kabeljau, Sardine, Alse (Maifisch), Delphin, Erntefisch, Flunder, Graubarsch, Hechtbarsch (Zander), Rotbrasse (Meerbrasse), Schellfisch, Seehecht (Hechtdorsch), Seeteufel, Seezunge, Stör, Zackenbarsch
> Kaviar

Neutral
> Barramunda, Blaufisch, Buntbarsch, Degenfisch, Döbel, Fächerfisch (Seglerfisch), Gelbbarsch, Goldbrasse (Seebrasse), Haifisch, Hering, Karpfen, Katfisch (Wels), Katzenwels, Lumb, Meeräsche, Merlan, Mondfisch, Muskalunge, Opalauge, Papageifisch, Pompano (Pampelfisch), Roter Schnapper, Sauger, SchnabelRotbarsch, Seeohr (Abalone), Stint, Thunfisch, Tintenfisch (Kalmar), Umberfisch (Adlerfisch), Weißbarsch, Wittling, Ziegelbarsch, Zungenbutt,
> Jakobsmuschel

Schlecht
> Aal/japan. Aal, Bachforelle, Barrakuda, Butterfisch, Gelbschwanz, Krake (Octopus), Lachsforelle, Lachsrogen, Maräne (Renke), Pollack, Regenbogenforelle, Sardelle (Anchovi), Sonnenfisch (Barschart), Streifenbarsch, Weißstör (Beluga), Wolfsbarsch,
> Auster, Venusmuschel, Miesmuschel,
> Hummer, Krabbe, Garnele, Meerschnecke,
> Froschschenkel, Weinbergschnecke

Milchprodukte

Portion
    60 g Käse
    120-180 g Joghurt
    125-200 ml Milch
Pro Woche
    3-5 Käse
    2-4 Joghurt
    4-5 Milch
Gut
    Farmerkäse, Feta (Schafskäse), Hüttenkäse, Mozzarella, Paneer (indischer Frischkäse), Ricotta, Ziegenkäse, Joghurt, Kefir,
    Milch (fettarm + Vollmilch), Ziegenmilch
Neutral
    Butter, Ghee (geklärte Butter), Brie, Camembert, Casein, Cheddar, Colby, Edamer, Emmentaler, Frischkäse, Gouda, Gruyère, Jarlsberg, Monterey Jack, Münster, Neufchatel, Parmesan, Provolone,
    Quark, Sauerrahm (fettarm/fettfrei),
    Rahmmilch, Buttermilch, Molke
Schlecht
    Amerikanischer Cheddar, Blauschimmelkäse, Schmelzkäse, Eiscreme

Eier

Portion
    1 Stück
Pro Woche
    3-4
Gut
    -
Neutral
    Hühnerei (Eigelb, Eiweiß)
Schlecht
    Entenei, Gänseei, Wachtelei

Bohnen und Hülsenfrüchte

Portion
> 160 g

Pro Woche
> 2-3

Gut
> Kidneybohne, Limabohne, Perlbohne

Neutral
> Cannellinibohne, Grüne Bohne, Puffbohne (Saubohne), Sojabohne, Tamarinde, Weiße Bohne

Schlecht
> Adzukibohne, Augenbohne, Pintobohne, Schwarze Bohne, Mungbohne (sprosse), Berglinse, Grüne Linse, Rote Linse, Kichererbse, Sojaflocken, Sojakäse, Sojamilch, Sojaschrot, Tempeh (fermentierte Sojabohne), Tofu (Quark aus Sojamilch)

Nüsse und Samen

Portion
> 6-8 Stück Nüsse
> 1 EL Samenkerne
> 1 EL Nussbutter

Pro Woche
> 2-5 Nüsse + Samenkerne
> 2-3 Nussbutter

Gut
> Walnuss

Neutral
> Butternuss, Hickory (nordamerikan. Walnuss), Macadamianuss, Mandel/Mandelmus, Mandelmilch, Paranuss, Pecannuss/Pecannussbutter, Leinsamen, Buchecker, Esskastanie,

Schlecht
> Haselnuss, Cashewnuss/-mus, Erdnuss/Erdnussbutter, Pinienkern, Pistazie,
> Färberdistelsamen, Mohnsamen,
> Sesamkorn, Sesampaste (Tahin),
> Sonnenblumenkern/-mus, Kürbiskern/mus

Getreide (Mehl, Brot, Getreidezubereitungen, Teigwaren)

Portion
  1 Scheibe Brot
  2-4 Cracker
  30-80 g Müsli
  160g Getreidekörner
  100g Teigwaren

Pro Tag
  0-1 Brot/Cracker

pro Woche
  2-4 Müsli
  3-4 Getreide/ Teigwaren

Gut

  Dinkel, Hafer (-mehl, -kleie, -schrot), Hirse,
  Puffreis, Reiskleie, Reismehl/Reiswaffel, Reismilch,
  Essener Brot (Mannabrot)

Neutral

  Dinkelmehl/Dinkelprodukte, Weizenauszugsmehl,
  Weizenkeimbrot (außer Essener Brot),
  Weizenweißmehlprodukte, Hartweizenprodukte, Gerste,
  Quinoa, Reis (weißer, Basmati-, Naturreis), Reisflocken,
  Sojabrot/mehl,
  Glutenfreies Brot

Schlecht

  Roggenmehl, Amaranth, Couscous (Hartweizengries),
  Kamut (ägyptischer Weizen), Mais, Maisschrot, Puffmais
  (Popcorn), Buchweizen/Kasha, Sobanudeln (100%
  Buchweizen), Sorghumhirse (Durra), Tef (Hirseart), Tapioka
  (Maniokstärke), Topinamburpasta,
  Weizenkeim, Weizenkleie, Weizenvollkornprodukte,
  Glutenhaltige Weizenprodukte, Glutenhaltiges Mehl,
  Roggenbrot (100%Roggen),
  Wildreis

Gemüse und Gemüsesäfte

Portion
Roh oder gegart 100g
Pro Tag
Gemüse 3-5
Gut

Karotte, Pastinake, Rübengrün, Rübenstiel, Rote Beete, Brokkoli, Blumenkohl, Rosenkohl, Grünkohl, Kohl (Rot-, Weiß-, Chinakohl), Kohlsaft, Senfkohlblatt, Paprika (grün/gelb/Chilischote), Paprika (rot/Cayennepfeffer), Süßkartoffel, Aubergine, Yamswurzel, Ingwer, Shiitakepilz

Neutral

Agar-Agar, Algen/Seetang, Alfalfasprossen, Bambussprossen, Brunnenkresse, Chicorée, Endivie, Eskarol (Winterendivie), Löwenzahn, Radicchio, Romanasalat, Rucola, Salat (Kopf-, Eisberg-, Blattsalat), Daikon (japan. Rettich), Gelbe Kohlrübe (Wruke), Weiße Kohlrübe, Kohlrabi, Schwarzwurzel, Erbsen (grüne/Zuckerschoten), Gurke, Gurkensaft, Mangold, Melonenkürbis, Okra (Gumbofrucht), Poi (Brei aus vergorener Tarowurzel), Rappini (Rübenkohlblätter), Sauerkraut, Spargel, Spargelerbse (Hornklee), Spinat/Spinatsaft, Taro (Wasserbrotwurzel), Wasserkastanie, Yucca, Zucchini, Zwiebeln (alle Arten inklusive Schalotten und Frühlingszwiebeln), Porree (Lauch), Chili, Kapern, Knoblauch, Knollensellerie, Fenchel, Karottensaft, Staudensellerie/Selleriesaft, Kartoffel (alle Sorten außer Süßkartoffel) Abalonepilz, Austernpilz, Champignon, Enokipilz, Maitake-Pilz, Reisstroh Scheidling (Pilz),

Schlecht

Aloe/Aloetee/Aloesaft, Artischocke, Gartenkürbis, Oliven (grüne), Oliven (schwarze), Rettich/Radieschen/ Rettichsprossen, Rhabarber, Tomate/Tomatensaft

Obst und Fruchtsäfte

Portion
>1 Frucht oder
>90-150 g Früchte

Pro Tag
>3-4

Gut
>Ananas, Ananassaft, Banane, Papaya/Papayasaft, Preiselbeere, Preiselbeersaft, Trauben, Wassermelone

Neutral
>Apfel/Apfelsaft/Apfelmost, Aprikose/Aprikosensaft, Asiatische Birne (Nashi-Birne), Birne/Birnensaft, Blaubeere (Heidelbeere), Boysenbeere, Brombeere/Brombeersaft, Brotfrucht, Casabamelone, Dattel, Dörrpflaume, Erdbeere, Feige (frisch/getrocknet), Galiamelone, Grapefruit (Pampelmuse), Grapefruitsaft, Guave/Guavensaft, Himbeere, Holunderbeere, Honigmelone (Honeydew), Johannisbeere (rot/schwarz), Kantalupmelone, Kirsche, Kiwi, Kochbanane, Kumquat, Limette (Limone)/Limettensaft, Litschi, Loganbeere, Mandarine, Mango/Mangosaft, Maulbeere, Nektarine/Nektarinensaft, Netzmelone, Orange/Orangensaft, Pfirsich, Quitte, Rosine, Sagopalme, Stachelbeere, Youngberry (Brombeer-Himbeer Kreuzung), Zitrone/Zitronensaft, Zitronenwasser

Schlecht
>Avocado, Bitter Melon (Momordica charania), Granatapfel, Kaktusfeige, Kokosmilch, Kokosnuss, Persimone (Kaki), Sternfruch (Karambola)

Öle

Portion
> 1 EL

Pro Woche
> 4-6

Gut
> Olivenöl

Neutral
> Dorschleberöl, Johannisbeerkernöl, Leinsamenöl (Speise-Leinöl), Mandelöl, Nachtkerzenöl, Walnussöl, Weizenkeimöl

Schlecht
> Baumwollsaatöl, Borretschsamenöl, Distelöl, Erdnussöl, Kastoröl (Rizinusöl), Kokosöl, Maiskeimöl, Rapsöl, Sesamöl, Sojaöl, Sonnenblumenöl

Süßmittel

Gut
> Melasse (schwarz)

Neutral
> Ahornsirup, Fruchtzucker (Fructose), Honig, Marmelade/Gelee (mit geeigneten Zutaten), Melasse (braun), Reissirup, Schokolade, Zucker (weiß/braun)

Schlecht
> Aspartam, Gerstenmalz, Invertzucker, Maissirup, Maltodextrin, Mandelextrakt, Stevia, Traubenzucker (Dextrose), Zuckerrohrsaft

Getränke

Gut
> Grüner Tee

Neutral
> Bier, Kaffee (koffeinhaltig und koffeinfrei), Rotwein, Schwarztee, Weißwein

Schlecht
> Limonade, Limonadengetränke (Diätlimonaden, Cola), Mineralwasser, Spirituosen

Kräuter, Gewürze, Würz- und Verdickungsmittel

Gut

Curry, Petersilie, Senfpulver, Süßholzwurzel

Neutral

Anis, Apfelpektin, Basilikum, Bergamottöl, Bohnenkraut, Chilipulver, Dill, Essig (Apfel-, Balsamico-, Wein-, Reis-), Estragon, Gewürznelke, Grüne Minze, Hefe (Back-, Bierhefe), Kardamom, Karobe (Johannisbrot), Kerbel, Koriander, Kreuzkümmel, Kümmel, Kurkuma (indischer Gelbwurz), Lorbeerblatt, Majoran, Mayonnaise, Meerrettich, Meersalz, Muskatblüte, Muskatnuss, Oregano, Paprika, Pfeffer (Pfefferkorn/getrocknete Chilischote), Pfefferminze, Pfeilwurzelmehl, Pickles (Eingelegtes) in Essig, Pickles (Eingelegtes) in Salzlake, Piment, Relish, Rosmarin, Rotalge, Safran, Salatsauce (mit geeigneten Zutaten), Salbei, Schnittlauch, Senf (mit Essig und Weizen), Senf (mit Essig, weizenfrei), Senf (mit Weizen, ohne Essig), Senf (ohne Essig und Weizen), Sennesblätter, Tamari (dunkle Sojasauce, weizenfrei), Tamarinde, Thymian, Vanille, Weinstein

Schlecht

Akazie (Gummi arabicum), Carrageen (Perltang, Irländisch Moos), Gelatine, Gewürzstrauch (Calycanthus officinalis), Guarana, Guarkernmehl, Ketchup, Maisstärke, Miso (Sojabohnenpaste), Natriumglutamat (Geschmacksverstärker), Pfeffer (weiß/schwarz), Sojasauce, Wacholder, Wintergrün, Worcestersauce, Zimt

Wie sind Menschen mit der Blutgruppe AB

Kurzform: Der Jüngste
Einfühlsam, vielseitig und selten

Stärken:
Vielseitig
Gemacht für die heutige Zeit
Überdurchschnittliches Immunsystem

Schwächen:
Mikroorganismen werden nicht erkannt, weil sie den
körpereigenen Zellen zu ähnlich sind.
Empfindlicher Verdauungstrakt

Höheres Krankheitsrisiko für
Hautkrankheiten
Krebs

Ernährung
vollwertige Mischkost

Lebensmittel Vorzug
Fleisch, Fisch, Milchprodukte, Tofu, Getreide, Gemüse, Obst,
Bohnen und Hülsenfrüchte.

Lebensmittel vermeiden
Kaum Einschränkungen

Bei Gewichtsproblemen
Bevorzugen
Meeresfrüchte, Blattgemüse, Seetang und Tofu
Verzichten
Hühnchen, Mais, Kidneybohne und Buchweizen

Erhöhter Nährstoffbedarf
Vitamin C

Sportarten
Sowohl beruhigende als auch mäßige Belastung.
Dieses sollte eine Kombination aus z.B. Yoga oder Tai Chi und
Wandern oder Tennis sein

Ausführlich:

Die Eigenschaften sind:
- Emotional
- Leidenschaftlich
- Chamäleon
- Freundlich
- Einfühlsam

Der Mensch mit der Blutgruppe AB hat die Eigenschaften der Blutgruppe A und B verinnerlicht. Er kann sowohl in die eine als auch in die andere Richtung tendieren. Darauf ist er aber nicht sein Leben lang festgelegt. So passt er, der Situation entsprechend, sowohl seine Verdauung, als auch seinen Lebensstil an. Er kämpft dabei mit einem Zwiespalt in sich. So hadert er mit sich und seiner Umwelt. Er steht voll und ganz hinter Dingen, von denen er überzeugt ist. Dabei will er aber auch von allen geliebt werden. Dadurch herrscht ein ständiger Konflikt in ihm, wenn er nicht mit den „richtigen" Menschen lebt. Bei der Ernährung hat er, genau wie eine Eigenschaften der Blutgruppe A, sehr wenig Magensäure aber auch die Verträglichkeit der Blutgruppe B. Er kann also Fleisch essen, sollte aber kleinere Portionen davon essen, damit er sie auch gut verwerten kann. Ansonsten wird der Überschuss in Fett angelegt.

Stressmanagement

Hier hat der moderne Mensch der Blutgruppe AB das Erbe der Blutgruppe 0 angetreten. Er hat wie der Typ 0 eine hohe Produktion von Adrenalin in Stresssituationen. Ihm hilft hier auch Sport um dieses hohe Level an Adrenalin abzubauen. Aber er benötigt mehr. Reicht es bei der Blutgruppe 0, z.B. eine Runde zu laufen, braucht Typ AB auch etwas für seine Seele. So ist eine Kombination aus Ausdauersport und beruhigende Übungen für ihn wichtig. Es wird ein Verhältnis 3 zu 2 empfohlen. Also 3 Mal in der Woche aktiven Sport, wie laufen oder Rad fahren und 2 Mal in der Woche beruhigende Übungen wie Yoga oder TaiChi. Hier ist es aber ganz besonders wichtig nicht zu viel des Guten zu tun, denn das könnte für den Blutgruppen-Typ AB zu weiterem Stress führen.

Sportarten der Blutgruppe AB

Wie schon im vorherigen Kapitel erwähnt, sind bei dieser Blutgruppe sowohl aktive als auch entspannende Übungen angesagt. Es sollte ein Verhältnis von 3 zu 2 eingehalten werden. Das bedeutet, dass er an 3 Tagen in der Woche mindestens 30 bis 45 Minuten Ausdauersport machen sollte wie z.B. laufen, Aerobic, Rad fahren, rudern und schwimmen. An weiteren 2 Tagen in der Woche sollte er für mindestens 30 Minuten beruhigende, entspannende Übungen machen, z.B. Yoga, TaiChi, Meditationen oder Atemübungen.
Dehnübungen, Meditationen oder Atemübungen sollten ein fester Bestandteil seines Tagesrhythmus sein.

Lebensart der Blutgruppe AB

Um das Paket abzurunden möchte ich hier noch auf die Art zu leben für diese Blutgruppe eingehen.

Hier nun die wichtigsten Punkte, die Sie beachten sollten:

1. Setzen Sie sich klare Ziele und planen Sie diese gut. Sie sollten hier genügend Zeit einplanen, damit Sie nicht in Zeitnot geraten.
2. Stellen Sie sich Ihre Ziele ganz genau vor. Wenn Sie ein klares Ziel haben und sich dieses visuell vorstellen können, dann erreichen Sie es auch.
3. Bringen Sie sich aktiv in eine Gemeinschaft ein, aber verbringen Sie auch Zeit für sich alleine. Sie benötigen beides. Die Menschen um sich, aber auch die Einsamkeit.
4. Fixieren Sie sich nicht auf Dinge, die Sie nicht beeinflussen können.
5. Nehmen Sie Veränderungen langsam vor. Versuchen Sie nicht alles auf einmal umzukrempeln.
6. Machen Sie Sport. Gerade wenn Sie eine sitzende Tätigkeit haben. Unterbrechen Sie Ihre Arbeit und bewegen Sie sich. Sie werden sich fitter und wacher fühlen wenn Sie z.B. in der Pause eine längere Strecke schnell gehen.
7. Gehen Sie nicht in Konkurrenzkampf mit anderen.

Ernährung der Blutgruppe AB

Das Hauptaugenmerk liegt aber auf der Ernährung, sie ist das A und O. Diese Blutgruppe ist eine gute Mischung aus Blutgruppe A und B. Sie können fast alles essen und die Empfehlung ist eine ausgewogene Mischkost. Sie können Fleisch, Fisch, Milchprodukte, Tofu, Bohnen, Hülsenfrüchte, Getreide, Gemüse und Obst in gleichen Maßen zu sich nehmen. Aber auch hier gibt es das Eine oder Andere, dass Sie schlecht verdauen können.

Auf den folgenden Seiten finden Sie eine Auflistung welche Nahrungsmittel gut sind, welche sich neutral verhalten und welche schlecht für die Blutgruppe sind. Auch eine Angabe wie viel und wie oft diese Nahrung gegessen werden sollte.

Fleisch und Geflügel

Portion
> 120-180 g Männer
> 60-150 g Frauen/Kinder

Pro Woche
> 1-3 Mageres, rotes Fleisch
> 0-2 Geflügel

Gut
> Truthahn

Neutral
> Fasan, Lamm, Hammel, Kaninchen, Strauß, Ziege, Kalbsleber

Schlecht
> Huhn/Hähnchen, Perlhuhn, Rebhuhn, Ente, Gans, Täubchen, Wachtel, Waldhuhn,
> Herz (Rind), Rind, Kalb, Schwein/Speck/Schinken, Pferd, Wild, Büffel,
> Schildkröte

Fisch und Meeresfrüchte

Portion
>120-180 g

Pro Woche
>3-5

Gut
>Lachs, Thunfisch, Makrele, Kabeljau, Hecht, Sardine, Seeteufel, Stör, Alse (Maifisch), Delphin, Fächerfisch (Seglerfisch), Hechtbarsch (Zander), Rotbrasse (Meerbrasse), Roter Schnapper, Zackenbarsch, Weinbergschnecke

Neutral
>Hering, Karpfen, Barramunda, Blaufisch, Buntbarsch, Butterfisch, Degenfisch, Döbel, Erntefisch, Gelbbarsch, Goldbrasse (Seebrasse), Graubarsch, Haifisch, Katfisch (Wels), Katzenwels, Lumb, Meeräsche, Merlan, Mondfisch, Muskalunge, Opalauge, Papageifisch, Pollack, Pompano (Pampelfisch), Rotbarsch, Sauger, Schnabel-Rotbarsch, Seeohr (Abalone), Stint, Umberfisch (Adlerfisch), Weißbarsch, Ziegelbarsch,
>Kaviar,
>Tintenfisch (Kalmar),
>Miesmuschel, Jakobsmuschel

Schlecht
>Lachsforelle, Lachsrogen, Bachforelle, Aal/japan. Aal, Barrakuda, Flunder, Gelbschwanz, Heilbutt, Maräne (Renke), Regenbogenforelle, Sardelle (Anchovi), Schellfisch, Seehecht (Hechtdorsch), Seezunge, Sonnenfisch (Barschart), Streifenbarsch, Weißstör (Beluga), Wittling, Wolfsbarsch, Zungenbutt,
>Krake (Octopus),
>Hummer, Krabbe, Garnele,
>Auster, Venusmuschel,
>Meerschnecke, Froschschenkel

Milchprodukte

Portion
    60 g Käse
    120-180 g Joghurt
    125-200 ml Milch

Pro Woche
    3-4 Käse
    3-4 Joghurt
    3-6 Milch

Gut

    Farmerkäse, Feta (Schafskäse), Hüttenkäse, Mozzarella, Ricotta, Joghurt, Kefir,
    Sauerrahm (fettarm/fettfrei),
    Ziegenkäse, Ziegenmilch

Neutral

    Ghee (geklärte Butter), Edamer, Emmentaler, Gouda, Casein, Cheddar, Colby, Gruyère, Jarlsberg,, Monterey Jack, Münster, Neufchatel,
    Paneer (indischer Frischkäse), Frischkäse, Schmelzkäse, Quark, Milch (fettarm), Molke

Schlecht

    Butter, Amerikanischer Cheddar, Blauschimmelkäse, Brie, Camembert, Parmesan, Provolone,
    Rahmmilch, Milch (Vollmilch), Buttermilch,
    Eiscreme

Eier

Portion
    1 Stück

Pro Woche
    3-4

Gut
    Hühnerei: Eiweiß

Neutral
    Hühnerei (Eigelb), Gänseei, Wachtelei

Schlecht
    Entenei

Bohnen und Hülsenfrüchte

Portion
> 160 g

Pro Woche
> 2-3

Gut
> Grüne Linse, Perlbohne, Pintobohne, Sojabohne, Tempeh (fermentierte Sojabohne), Tofu (Quark aus Sojamilch)

Neutral
> Berglinse, Rote Linse, Cannellinibohne, Grüne Bohne, Weiße Bohne, Sojaflocken, Sojakäse, Sojamilch, Sojaschrot, Tamarinde

Schlecht
> Adzukibohne, Augenbohne, Schwarze Bohne, Kidneybohne, Limabohne, Puffbohne (Saubohne), Mungbohne (sprosse), Kichererbse

Nüsse und Samen

Portion
> 6-8 Stück Nüsse
> 1 EL Samenkerne
> 1 EL Nussbutter

Pro Woche
> 2-5 Nüsse + Samenkerne
> 3-7 Nussbutter

Gut
> Erdnuss/Erdnussbutter, Walnuss, Esskastanie

Neutral
> Hickory (nordamerikan. Walnuss), Paranuss, Pecannuss/Pecannussbutter, Butternuss, Cashewnuss/mus, Macadamianuss, Mandel/Mandelmus, Mandelmilch, Pinienkern, Pistazie, Färberdistelsamen, Leinsamen, Buchecker

Schlecht
> Haselnuss, Kürbiskern/-mus, Sonnenblumenkern/-mus, Mohnsamen, Sesamkorn, Sesampaste (Tahin)

Getreide (Mehl, Brot, Getreidezubereitungen, Teigwaren)

Portion
> 1 Scheibe Brot
> 2-4 Cracker
> 30-80 g Müsli
> 160g Getreidekörner
> 100g Teigwaren

Pro Tag
> 0-1 Brot/Cracker

Pro Woche
> 2-3 Müsli
> 3-4 Getreide/ Teigwaren

Gut
> Amaranth, Dinkel, Essener Brot (Mannabrot), Hafer (mehl, -kleie, -schrot), Hirse, Puffreis, Reis (weißer, Basmati-, Naturreis), Reiskleie, Reismehl/Reiswaffel, Reismilch, Roggenbrot (100%Roggen), Roggenmehl, Sojabrot/mehl, Wildreis

Neutral
> Couscous (Hartweizengries), Dinkelmehl/Dinkelprodukte, Gerste, Glutenfreies Brot, Glutenhaltige Weizenprodukte, Glutenhaltiges Mehl, Hartweizenprodukte, Quinoa, Reisflocken, Weizenkeim, Weizenkeimbrot (außer Essener Brot), Weizenkleie, Weizenvollkornprodukte, Weizenweißmehlprodukte

Schlecht
> Buchweizen/Kasha, Kamut (ägyptischer Weizen), Mais, Maisschrot, Puffmais (Popcorn), Sobanudeln (100% Buchweizen), Sorghumhirse (Durra), Tapioka (Maniokstärke), Tef (Hirseart), Topinamburpasta, Weizenauszugsmehl

Gemüse und Gemüsesäfte

Portion
> 100g Roh oder gegart

Pro Woche
> 3-5

Gut
> Alfalfasprossen, Aubergine, Blumenkohl, Brokkoli, Grünkohl, Gurke, Karottensaft, Knoblauch, Kohlsaft, Löwenzahn, Maitake-Pilz, Pastinake, Rote Beete, Rübengrün, Rübenstiel, Senfkohlblatt, Staudensellerie/Selleriesaf t, Süßkartoffel, Yamswurzel

Neutral
> Agar-Agar, Algen/Seetang, Bambussprossen, Brunnenkresse, Chicorée, Daikon (japan. Rettich), Endivie, Erbsen (grüne/Zuckerschoten), Eskarol (Winterendivie), Fenchel, Frühlingszwiebel, Gartenkürbis, Gelbe Kohlrübe (Wruke), Gurkensaft, Ingwer, Karotte, Kartoffel (alle Sorten außer Süßkartoffel), Knollensellerie, Kohl (Rot-, Weiß-, Chinakohl), Kohlrabi, Mangold, Melonenkürbis, Okra (Gumbofrucht), Oliven (grüne), Poi (Brei aus vergorener Tarowurzel), Porree (Lauch), Radicchio, Rappini (Rübenkohlblätter), Romanasalat, Rosenkohl, Rucola, Salat (Kopf-, Eisberg-, Blattsalat), Sauerkraut, Schalotte, Schwarzwurzel, Spargel, Spargelerbse (Hornklee), Spinat/Spinatsaft, Taro (Wasserbrotwurzel), Tomate/Tomatensaft, Wasserkastanie, Weiße Kohlrübe, Yucca, Zucchini, Zwiebeln (alle Arten außer Schalotten und Frühlingszwiebeln)
> Austernpilz, Champignon, Enokipilz, Reisstroh Scheidling (Pilz),

Schlecht
> Abalonepilz, Aloe/Aloetee/Aloesaft, Artischocke, Chili, Kapern, Oliven (schwarze), Paprika (grün/gelb/Chilischote), Paprika (rot/Cayennepfeffer), Rettich/Radieschen/ Rettichsprossen, Rhabarber, Shiitakepilz

Obst und Fruchtsäfte

Portion
    1 Frucht bzw. 90150 g
Pro Tag
    3-4
Gut
    Ananas, Feige (frisch/getrocknet), Grapefruit
    (Pampelmuse), Kirsche, Kiwi, Loganbeere, Preiselbeere,
    Preiselbeersaft, Stachelbeere, Trauben, Wassermelone,
    Zitrone/Zitronensaft
Neutral
    Ananassaft, Apfel/Apfelsaft/Apfelmost,
    Aprikose/Aprikosensaft, Asiatische Birne (Nashi-Birne),
    Birne/Birnensaft, Blaubeere (Heidelbeere), Boysenbeere,
    Brombeere/Brombeersaft, Brotfrucht, Casabamelone,
    Dattel, Dörrpflaume, Erdbeere, Galiamelone, Grapefruitsaft,
    Himbeere, Holunderbeere, Honigmelone (Honeydew),
    Johannisbeere (rot/schwarz), Kantalupmelone,
    Kochbanane, Kumquat, Limette (Limone)/Limettensaft,
    Litschi, Mandarine, Maulbeere, Nektarine/Nektarinensaft,
    Netzmelone, Papaya/Papayasaft, Pfirsich, Rosine,
    Youngberry (Brombeer-HimbeerKreuzung), Zitronenwasser
Schlecht
    Avocado, Banane, Bitter Melon (Momordica charania),
    Granatapfel, Guave/Guavensaft, Kaktusfeige, Kokosmilch,
    Kokosnuss, Mango/Mangosaft, Orange/Orangensaft,
    Persimone (Kaki), Quitte, Sagopalme, Sternfruch
    (Karambola)

Öle

Portion
: 1 EL

Pro Woche
: 4-8

Gut
: Olivenöl, Walnussöl

Neutral
: Borretschsamenöl, Dorschleberöl, Erdnussöl, Johannisbeerkernöl, Kastoröl (Rizinusöl), Leinsamenöl (Speise-Leinöl), Mandelöl, Nachtkerzenöl, Rapsöl, Sojaöl, Weizenkeimöl

Schlecht
: Baumwollsaatöl, Distelöl, Kokosöl, Maiskeimöl, Sesamöl, Sonnenblumenöl

Süßmittel

Gut
: Melasse (schwarz)

Neutral
: Ahornsirup, Honig, Marmelade/Gelee (mit geeigneten Zutaten), Melasse (braun), Reissirup, Schokolade, Stevia, Zucker (weiß/braun)

Schlecht
: Aspartam, Fruchtzucker (Fructose), Gerstenmalz, Invertzucker, Maissirup, Maltodextrin, Mandelextrakt, Traubenzucker (Dextrose), Zuckerrohrsaft

Getränke

Gut
: Grüner Tee

Neutral
: Bier, Limonade, Mineralwasser, Rotwein, Weißwein

Schlecht
: Kaffee (koffeinhaltig und koffeinfrei), Limonadengetränke (Diätlimonaden, Cola), Schwarztee, Spirituosen

Kräuter, Gewürze, Würz- und Verdickungsmittel

Gut

Curry, Miso (Sojabohnenpaste), Oregano, Petersilie, Senfpulver

Neutral

Apfelpektin, Basilikum, Bergamottöl, Bohnenkraut, Chilipulver, Dill, Estragon, Gewürznelke, Grüne Minze, Hefe (Back-, Bierhefe), Kardamom, Karobe (Johannisbrot), Kerbel, Koriander, Kreuzkümmel, Kümmel, Kurkuma (indischer Gelbwurz), Lorbeerblatt, Majoran, Mayonnaise, Meerrettich, Meersalz, Muskatblüte, Muskatnuss, Paprika, Pfefferminze, Pfeilwurzelmehl, Piment, Rosmarin, Rotalge, Safran, Salatsauce (mit geeigneten Zutaten), Salbei, Schnittlauch, Senf (mit Weizen, ohne Essig), Senf (ohne Essig und Weizen), Sennesblätter, Sojasauce, Süßholzwurzel, Tamari (dunkle Sojasauce, weizenfrei), Tamarinde, Thymian, Vanille, Wacholder, Weinstein, Zimt

Schlecht

Akazie (Gummi arabicum), Anis, Carrageen (Perltang, Irländisch Moos), Essig (Apfel-, Balsamico-, Wein-, Reis-), Gelatine, Gewürzstrauch (Calycanthus officinalis), Guarana, Guarkernmehl, Ketchup, Maisstärke, Natriumglutamat (Geschmacksverstärker), Pfeffer (Pfefferkorn/getrocknete Chilischote), Pfeffer (weiß/schwarz), Pickles (Eingelegtes) in Essig, Pickles (Eingelegtes) in Salzlake, Relish, Senf (mit Essig und Weizen), Senf (mit Essig, weizenfrei), Wintergrün, Worcestersauce

Kombinationslisten

Da es nicht immer in einer Familie ein und dieselbe Blutgruppe gibt, ist es wichtig zu wissen welche Nahrungsmittel beide Blutgruppen essen dürfen. Damit Sie es hier leichter haben, habe ich diese Kombinationslisten der Lebensmittel zusammengestellt. Beachten Sie aber, dass z.B. die Blutgruppe 0 mehr tierische Proteine benötigt, hingegen Blutgruppe A mehr Kohlenhydrate in Form von z.B. Getreide, und Blutgruppe B mehr Milchprodukte. Hier sollten Sie für die jeweiligen Personen zusätzliche Portionen der jeweiligen Nahrung anbieten.

Blutgruppe 0 mit Blutgruppe A

Fleisch und Geflügel

Portion
> 120-180 g Männer
> 60-150 g Frauen/Kinder

Pro Woche
> 0 Mageres, rotes Fleisch
> 0-3 Geflügel

Gut
> -

Neutral
> Huhn/Hähnchen, Perlhuhn, Strauß, Täubchen, Truthahn, Waldhuhn

Hier kann man, um dem hohen Bedarf an Fleisch der Blutgruppe 0 gerecht zu werden, auch Gemüsegerichte machen und für die Personen mit der Blutgruppe 0 ein Stück Fleisch braten. So kommen beide zu ihrem bevorzugten Essen. Auch Salate bieten sich hier an, bei denen man für die Personen mit der Blutgruppe 0 noch z.B. Putenstreifen dazu gibt. Ansonsten würde die Person mit der Blutgruppe 0 unterversorgt werden.

Fisch und Meeresfrüchte

Portion
    120-180 g
Pro Woche
    1-4 Portionen
Gut
    Kabeljau, Regenbogenforelle, Barramunda, Gelbbarsch,
    Roter Schnapper,
Neutral
    Bachforelle, Buntbarsch, Butterfisch, Degenfisch, Delphin,
    Döbel, Fächerfisch (Seglerfisch), Gelbschwanz, Haifisch,
    Hecht, Hechtbarsch (Zander), Karpfen, Katzenwels, Lachs,
    Lachsforelle, Lumb, Makrele, Meeräsche, Merlan, Mondfisch,
    Papageifisch, Pompano (Pampelfisch), Rotbarsch, Rotbrasse
    (Meerbrasse), Sardine, Sauger, Schnabel-Rotbarsch,
    Seeteufel, Stör, Stint, Thunfisch, Umberfisch (Adlerfisch),
    Weißbarsch, Wolfsbarsch, Wittling,
    Weinbergschnecke

Milchprodukte

Portion
    60 g Käse
    120-180 g Joghurt
    125-200 ml Milch
Pro Woche
    0-3 Portionen Käse
    0-3 Portionen Joghurt
    0-1 Portionen Milch
Gut
    -
Neutral
    Ghee (geklärte Butter), Farmerkäse, Feta (Schafskäse),
    Mozzarella, Ziegenkäse,

Eier

> Portion
>> 1 Stück
>
> Pro Woche
>> 1-3
>
> Gut
>> -
>
> Neutral
>> Entenei, Hühnerei (Eigelb), Hühnerei: Eiweiß,

Bohnen und Hülsenfrüchte

> Portion
>> 160 g
>
> Pro Woche
>> 1-2
>
> Gut
>> Adzukibohne, Augenbohne,
>
> Neutral
>> Cannellinibohne, Grüne Bohne, Weiße Bohne, Mungbohne (-sprosse), Puffbohne (Saubohne), Schwarze Bohne, Sojabohne, Sojaflocken, Sojakäse, Sojamilch, Sojaschrot, Tempeh (fermentierte Sojabohne), Tofu (Quark aus Sojamilch)

Nüsse und Samen

> Portion
>> 6-8 Stück Nüsse
>> 1 EL Samenkerne
>> 1 EL Nussbutter
>
> Pro Woche
>> 2-5 Nüsse + Samenkerne
>> 1-4 Nussbutter
>
> Gut
>> Kürbiskern/-mus, Leinsamen, Walnuss
>
> Neutral
>> Butternuss, Haselnuss, Hickory (nordamerikan. Walnuss), Macadamianuss, Mandel/Mandelmus, Mandelmilch, Pecannuss/Pecannussbutter, Pinienkern, Sesamkorn, Sesampaste (Tahin), Färberdistelsamen

Getreide (Mehl, Brot, Getreidezubereitungen, Teigwaren)

Portion

 1 Scheibe Brot

 2-4 Cracker

 30-80 g Müsli

 160g Getreidekörner

 100g Teigwaren

Pro Tag

 0 – 2 Brot/Cracker

Pro Woche

 2 – 3 Müsli

 0 – 3 Getreide/ Teigwaren

Gut

 Essener Brot (Mannabrot)

Neutral

 Amaranth, Buchweizen/Kasha, Dinkel, Dinkelmehl
 /Dinkelprodukte, Glutenfreies Brot, Hafer (-mehl, -kleie,
 -schrot), Hirse, Kamut (ägyptischer Weizen), Puffreis,
 Quinoa, Reis (weißer, Basmati-, Naturreis), Reisflocken,
 Reiskleie, Reismehl/Reiswaffel, Reismilch, Roggenbrot
 (100%Roggen), Roggenmehl, Sobanudeln (100%
 Buchweizen), Sojabrot/-mehl, Tapioka (Maniokstärke),
 Topinamburpasta, Wildreis

Da die Blutgruppe A einen erhöhten Bedarf an Getreideprodukte hat, ist es wichtig, dass die Personen mit dieser Blutgruppe die eine oder andere Scheibe Brot oder mal ein Müsli mit Fruchtsaft oder Mandel-, Sojamilch essen. .

Gemüse und Gemüsesäfte

Portion
    100g Roh oder gegart
Täglich
    3 – 5 Portionen Gemüse
Gut

    Artischocke, Brokkoli, Gartenkürbis, Grünkohl, Ingwer, Okra
    (Gumbofrucht), Pastinake, Romanasalat, Rübengrün,
    Rübenstiel, Spinat/Spinatsaft, Weiße Kohlrübe, Zwiebeln
    (alle Arten außer Schalotten und Frühlingszwiebeln),
    Kohlrabi, Chicorée, Eskarol (Winterendivie), Löwenzahn,
    Mangold
Neutral

    Agar-Agar, Algen/Seetang, Bambussprossen,
    Brunnenkresse, Daikon (japan. Rettich), Endivie, Erbsen
    (grüne/Zuckerschoten), Fenchel, Frühlingszwiebel, Gelbe
    Kohlrübe (Wruke), Karotte, Karottensaft, Knoblauch,
    Knollensellerie, Kohlsaft, Melonenkürbis, Oliven (grüne),
    Poi (Brei aus vergorener Tarowurzel), Radicchio, Rappini
    (Rübenkohlblätter), Rettich/Radieschen/ Rettichsprossen,
    Rosenkohl, Rote Beete, Rucola, Salat (Kopf-, Eisberg-,
    Blattsalat), Schalotte, Schwarzwurzel, Spargel, Spargelerbse
    (Hornklee), Staudensellerie/Selleriesaft, Wasserkastanie,
    Zucchini,
    Abalonepilz, Enokipilz, Maitake Pilz, Austernpilz,
    Champignon, Reisstroh-Scheidling (Pilz)

Obst und Fruchtsäfte

Portion
　　1 Frucht oder
　　90-150 g Früchte
Pro Tag
　　3 – 4 Portionen
Gut
　　Ananassaft, Blaubeere (Heidelbeere), Dörrpflaume, Feige
　　(frisch/getrocknet), Kirsche
Neutral
　　Ananas, Apfel/Apfelsaft/Apfelmost,
　　Aprikose/Aprikosensaft, Birne/Birnensaft, Boysenbeere,
　　Brotfrucht, Casabamelone, Dattel, Erdbeere,
　　Guave/Guavensaft, Galiamelone, Granatapfel, Grapefruit
　　(Pampelmuse), Grapefruitsaft, Himbeere, Holunderbeere,
　　Johannisbeere (rot/schwarz), Kaktusfeige, Kumquat,
　　Limette (Limone)/Limettensaft, Loganbeere, Maulbeere,
　　Nektarine/Nektarinensaft, Netzmelone, Persimone (Kaki),
　　Pfirsich, Preiselbeere, Preiselbeersaft, Quitte, Rosine,
　　Sagopalme, Stachelbeere, Sternfrucht (Karambola),
　　Trauben, Wassermelone, Youngberry (Brombeer-Himbeer-
　　Kreuzung), Zitrone/Zitronensaft, Zitronenwasser

Öle

Portion
　　1 EL
Pro Woche
　　2-6 Portionen
Gut
　　Leinsamenöl (Speise-Leinöl), Olivenöl
Neutral
　　Borretschsamenöl, Johannisbeerkernöl, Mandelöl, Rapsöl,
　　Sesamöl, Walnussöl, Dorschleberöl

Süßmittel

Gut

-

Neutral

Ahornsirup, Gerstenmalz, Honig, Mandelextrakt, Marmelade/Gelee (mit geeigneten Zutaten), Melasse (braun), Melasse (schwarz), Reissirup, Schokolade, Stevia, Zucker (weiß/braun)

Getränke

Gut

Grüner Tee,

Neutral

Rotwein

Kräuter, Gewürze, Würz- und Verdickungsmittel

Gut

Kurkuma (indischer Gelbwurz), Meerrettich, Petersilie, Senfpulver

Neutral

Anis, Apfelpektin, Basilikum, Bergamottöl, Bohnenkraut, Curry, Dill, Estragon, Gewürznelke, Gewürzstrauch (Calycanthus officinalis), Grüne Minze, Hefe (Back-, Bierhefe), Karobe (Johannisbrot), Kardamom, Kerbel, Koriander, Kreuzkümmel, Kümmel, Lorbeerblatt, Majoran, Meersalz, Miso (Sojabohnenpaste), Oregano, Paprika, Pfefferminze, Pfeilwurzelmehl, Piment, Rosmarin, Rotalge, Safran, Salatsauce (mit geeigneten Zutaten), Salbei, Schnittlauch, Sennesblätter, Sojasauce, Süßholzwurzel, Tamari (dunkle Sojasauce, weizenfrei), Tamarinde, Thymian, Vanille, Weinstein, Zimt

Blutgruppe 0 mit Blutgruppe B

Fleisch und Geflügel

Portion
>
> 120-180 g Männer
>
> 60-150 g Frauen/Kinder

Pro Woche
>
> 2-3 Mageres, rotes Fleisch
>
> 0-3 Geflügel

Gut
>
> Wild, Hammel, Lamm,

Neutral
>
> Kalb, Kalbsleber, Rind, Büffel, Pute, Truthahn, Fasan, Strauß, Kaninchen, Ziege

Fisch und Meeresfrüchte

Portion
>
> 120-180 g

Pro Woche
>
> 3-5 Portionen

Gut
>
> Rotbarsch, Kabeljau, Hecht, Heilbutt, Alse (Maifisch), Seezunge, Stör,

Neutral
>
> Barramunda, Blaufisch, Buntbarsch, Degenfisch, Delphin, Döbel, Erntefisch, Fächerfisch (Seglerfisch), Flunder, Goldbrasse (Seebrasse), Graubarsch, Gelbbarsch, Haifisch, Hechtbarsch (Zander), Hering, Karpfen, Katzenwels, Lachs, Lumb, Makrele, Meeräsche, Merlan, Mondfisch, Opalauge, Papageifisch, Pompano (Pampelfisch), Roter Schnapper, Rotbrasse (Meerbrasse), Sardine, Sauger, Schellfisch, Schnabel-Rotbarsch, Seehecht (Hechtdorsch), Seeteufel, Stint, Thunfisch, Umberfisch (Adlerfisch), Weißbarsch, Wittling, Zackenbarsch, Ziegelbarsch, Zungenbutt, Jakobsmuschel
> Kaviar,

Milchprodukte

Portion
>> 60 g Käse
>> 120-180 g Joghurt
>> 125-200 ml Milch

Pro Woche
>> 0 - 3 Portionen Käse
>> 0 - 3 Portionen Joghurt
>> 0 - 1 Portionen Milch

Gut
>> -

Neutral
>> Butter, Ghee (geklärte Butter), Farmerkäse, Feta (Schafskäse), Mozzarella, Ziegenkäse,

Hier wäre es von Vorteil wenn die Menschen mit der Blutgruppe B zusätzlich Milchprodukte essen. Denn bei ihnen sind Milchprodukte ein sehr wichtiger Bestandteil der Nahrung. So könnten sie z.B. ab und zu einen Joghurt oder Quark mit Früchten essen, oder auch Kakao oder Buttermilch trinken.

Eier

Portion
>> 1 Stück

Pro Woche
>> 3-4

Gut
>> -

Neutral
>> Hühnerei (Eigelb), Hühnerei: Eiweiß,

Bohnen und Hülsenfrüchte

Portion
> 160 g

Pro Woche
> 1 - 2

Gut
> -

Neutral
> Cannellinibohne, Grüne Bohne, Weiße Bohne, Limabohne, Puffbohne (Saubohne), Sojabohne,

Nüsse und Samen

Portion
> 6-8 Stück Nüsse
> 1 EL Samenkerne
> 1 EL Nussbutter

Pro Woche
> 2-5 Nüsse + Samenkerne
> 2-3 Nussbutter

Gut
> Walnuss

Neutral
> Butternuss, Haselnuss, Hickory (nordamerikan. Walnuss), Macadamianuss, Mandel/Mandelmus, Mandelmilch, Pecannuss/Pecannussbutter,
> Leinsamen,

Getreide (Mehl, Brot, Getreidezubereitungen, Teigwaren)

Portion
>> 1 Scheibe Brot
>> 2-4 Cracker
>> 30-80 g Müsli
>> 160g Getreidekörner
>> 100g Teigwaren

Täglich
>> 0-1 Brot/Cracker

Pro Woche
>> 2–3 Müsli
>> 0–3 Getreide/ Teigwaren

Gut
>> Essener Brot (Mannabrot)

Neutral
>> Dinkel, Dinkelmehl/Dinkelprodukte, Glutenfreies Brot, Hafer (-mehl, -kleie, -schrot), Hirse, Puffreis, Quinoa, Reis (weißer, Basmati-, Naturreis), Reisflocken, Reiskleie, Reismehl/Reiswaffel, Reismilch, Sojabrot/-mehl

Gemüse und Gemüsesäfte

Portion
    100g Roh oder gegart
Täglich
    3–5 Portionen Gemüse
Gut
    Brokkoli, Grünkohl, Ingwer, Paprika (rot/Cayennepfeffer),
    Pastinake, Rübengrün, Rübenstiel, Süßkartoffel
Neutral
    Algen/Seetang, Agar-Agar,
    Aubergine, Bambussprossen, Brunnenkresse, Chili,
    Chicorée, Daikon (japan. Rettich), Endivie, Eskarol
    (Winterendivie), Erbsen (grüne/Zuckerschoten), Fenchel,
    Frühlingszwiebel, Gelbe Kohlrübe (Wruke), Karotte,
    Karottensaft, Knoblauch, Knollensellerie, Kohlrabi, Kohl
    (Rot-, Weiß-, Chinakohl), Kohlsaft, Melonenkürbis,
    Löwenzahn, Mangold, Okra (Gumbofrucht), Paprika
    (grün/gelb/Chilischote), Poi (Brei aus vergorener
    Tarowurzel), Radicchio, Rappini (Rübenkohlblätter),
    Rosenkohl, Rote Beete, Romanasalat, Rucola, Salat (Kopf-,
    Eisberg-, Blattsalat), Spinat/Spinatsaft, Sauerkraut,
    Schalotte, Zwiebeln (alle Arten außer Schalotten und
    Frühlingszwiebeln)Schwarzwurzel, Spargel, Spargelerbse
    (Hornklee), Staudensellerie/Selleriesaft, Wasserkastanie,
    Weiße Kohlrübe, Yamswurzel, Zucchini,
    Abalonepilz, Enokipilz, Maitake Pilz, Austernpilz,
    Champignon, Reisstroh-Scheidling (Pilz)

Obst und Fruchtsäfte

Portion
> 1 Frucht oder
> 90-150 g Früchte

Täglich
> 3–4 Portionen

Gut
> Ananassaft, Banane, Kirsche

Neutral
> Ananas, Apfel/Apfelsaft/Apfelmost, Aprikose/Aprikosensaft, Birne/Birnensaft, Blaubeere (Heidelbeere), Boysenbeere, Brotfrucht, Casabamelone, Dattel, Dörrpflaume, Erdbeere, Feige (frisch/getrocknet), Galiamelone, Grapefruit (Pampelmuse), Grapefruitsaft, Guave/Guavensaft, Himbeere, Holunderbeere, Johannisbeere (rot/schwarz), Kumquat, Limette (Limone)/Limettensaft, Loganbeere, Mango/Mangosaft, Maulbeere, Nektarine/Nektarinensaft, Netzmelone, Papaya/Papayasaft, Pfirsich, Preiselbeere, Preiselbeersaft, Quitte, Rosine, Sagopalme, Stachelbeere, , Trauben, Wassermelone, Youngberry (Brombeer-Himbeer-Kreuzung), Zitrone/Zitronensaft, Zitronenwasser

Öle

Portion
> 1 EL

Pro Woche
> 4-6 Portionen

Gut
> Olivenöl

Neutral
> Dorschleberöl, Leinsamenöl (Speise-Leinöl), Johannisbeerkernöl, Mandelöl, Walnussöl

Süßmittel

Gut

-

Neutral

Ahornsirup, Honig, Marmelade/Gelee (mit geeigneten Zutaten), Melasse (braun), Melasse (schwarz), Reissirup, Schokolade, Zucker (weiß/braun)

Getränke

Gut

Grüner Tee

Neutral

Rotwein

Kräuter, Gewürze, Würz- und Verdickungsmittel

Gut

Curry, Petersilie, Senfpulver

Neutral

Anis, Apfelpektin, Basilikum, Bergamottöl, Bohnenkraut, Chilipulver, Dill, Essig (Apfel-), Estragon, Gewürznelke, Grüne Minze, Hefe (Back-, Bierhefe), Kardamom, Karobe (Johannisbrot), Kerbel, Koriander, Kreuzkümmel, Kümmel, Kurkuma (indischer Gelbwurz), Lorbeerblatt, Majoran, Mayonnaise, Meersalz, Meerrettich, Oregano, Paprika, Pfeffer (Pfefferkorn/getrocknete Chilischote), Pfefferminze, Pfeilwurzelmehl, Piment, Rosmarin, Rotalge, Safran, Salatsauce (mit geeigneten Zutaten), Salbei, Schnittlauch, Senf (ohne Essig und Weizen), Sennesblätter, Süßholzwurzel, Tamari (dunkle Sojasauce, weizenfrei), Tamarinde, Thymian, Vanille, Weinstein

Blutgruppe 0 mit Blutgruppe AB

Fleisch und Geflügel

Portion
    120-180 g Männer
    60-150 g Frauen/Kinder
Pro Woche
    1-3 Portionen Mageres, rotes Fleisch
    0-2 Portionen Geflügel
Gut
    -
Neutral
    Pute, Truthahn, Fasan, Lamm, Kalbsleber, Strauß,
    Kaninchen, Ziege, Hammel

Fisch und Meeresfrüchte

Portion
    120-180 g
Pro Woche
    3-5 Portionen
Gut
    Kabeljau, Hecht, Alse (Maifisch), Roter Schnapper, Stör
Neutral
    Barramunda, Blaufisch, Buntbarsch, Butterfisch, Degenfisch,
    Delphin, Döbel, Erntefisch, Fächerfisch (Seglerfisch),
    Gelbbarsch, Goldbrasse (Seebrasse), Graubarsch, Haifisch,
    Hechtbarsch (Zander), Hering, Karpfen, Katzenwels, Lachs,
    Lumb, Makrele, Meeräsche, Merlan, Mondfisch, Opalauge,
    Papageifisch, Pompano (Pampelfisch), Rotbarsch, Rotbrasse
    (Meerbrasse), Sardine, Sauger, Schnabel-Rotbarsch,
    Seeteufel, Stint, Thunfisch, Umberfisch (Adlerfisch),
    Weißbarsch, Zackenbarsch, Ziegelbarsch,
    Jakobsmuschel, Miesmuschel
    Kaviar,
    Weinbergschnecke

Milchprodukte

Portion

60 g Käse

120-180 g Joghurt

125-200 ml Milch

Pro Woche

0 - 3 Portionen Käse

0 - 3 Portionen Joghurt

0 - 1 Portionen Milch

Gut

-

Neutral

Ghee (geklärte Butter), Farmerkäse, Feta (Schafskäse), Mozzarella, Ziegenkäse,

Eier

Portion

1 Stück

Pro Woche

3-4

Gut

-

Neutral

Hühnerei (Eigelb), Hühnerei: Eiweiß,

Bohnen und Hülsenfrüchte

Portion

160 g

Pro Woche

1-2

Gut

-

Neutral

Cannellinibohne, Grüne Bohne, Weiße Bohne, Sojabohne, Sojaflocken, Sojakäse, Sojamilch, Sojaschrot, Tempeh (fermentierte Sojabohne), Tofu (Quark aus Sojamilch)

Nüsse und Samen

Portion
>6-8 Stück Nüsse
>1 EL Samenkerne
>1 EL Nussbutter

Pro Woche
>2-5 Nüsse + Samenkerne
>3–7 Nussbutter

Gut
>Walnuss

Neutral
>Butternuss, Hickory (nordamerikan. Walnuss), Macadamianuss, Mandel/Mandelmus, Mandelmilch, Pecannuss/Pecannussbutter, Pinienkern, Leinsamen, Färberdistelsamen

Getreide (Mehl, Brot, Getreidezubereitungen, Teigwaren)

Portion
>1 Scheibe Brot
>2-4 Cracker
>30-80 g Müsli
>160g Getreidekörner
>100g Teigwaren

Täglich
>0–2 Brot/Cracker

Pro Woche
>2–3 Müsli
>0–3 Getreide/ Teigwaren

Gut
>Essener Brot (Mannabrot)

Neutral
>Amaranth, Dinkel, Dinkelmehl/Dinkelprodukte, Glutenfreies Brot, Hafer (-mehl, -kleie, -schrot), Hirse, , Puffreis, Quinoa, Reis (weißer, Basmati-, Naturreis), Reisflocken, Reiskleie, Reismehl/Reiswaffel, Reismilch, Roggenbrot (100%Roggen), Roggenmehl, Sojabrot/-mehl, Wildreis

Gemüse und Gemüsesäfte

Portion
>100g Roh oder gegart

Täglich
>3 – 5 Portionen Gemüse

Gut
>Brokkoli, Grünkohl, Pastinake, Rübengrün, Rübenstiel, Süßkartoffel, Löwenzahn

Neutral
>Agar-Agar, Algen/Seetang, Aubergine, Bambussprossen, Brunnenkresse, Chicorée, Daikon (japan. Rettich), Endivie, Eskarol (Winterendivie), Erbsen (grüne/Zuckerschoten), Fenchel, Frühlingszwiebel, Gartenkürbis, Gelbe Kohlrübe (Wruke), Ingwer, Karotte, Karottensaft, Knoblauch, Knollensellerie, Kohl (Rot-, Weiß-, Chinakohl), Kohlsaft, Kohlrabi, Mangold, Melonenkürbis, Okra (Gumbofrucht), Oliven (grüne), Poi (Brei aus vergorener Tarowurzel), Radicchio, Rappini (Rübenkohlblätter), Rosenkohl, Romanasalat, Rote Beete, Rucola, Salat (Kopf-, Eisberg-, Blattsalat), Sauerkraut, Schalotte, Schwarzwurzel, Spargel, Spargelerbse (Hornklee), Spinat/Spinatsaft, Staudensellerie/Selleriesaft, Tomate/Tomatensaft, Weiße Kohlrübe, Wasserkastanie, Yamswurzel, Zucchini, Zwiebeln (alle Arten außer Schalotten und Frühlingszwiebeln), Austernpilz, Champignon, Enokipilz, Maitake Pilz, Reisstroh-Scheidling (Pilz)

Obst und Fruchtsäfte

Portion
　　1 Frucht oder
　　90-150 g Früchte
Täglich
　　3 – 4 Portionen
Gut
　　Feige (frisch/getrocknet), Kirsche,
Neutral
　　Ananas, Ananassaft, Apfel/Apfelsaft/Apfelmost,
　　Aprikose/Aprikosensaft, Birne/Birnensaft, Blaubeere
　　(Heidelbeere), Boysenbeere, Brotfrucht, Casabamelone,
　　Dattel, Dörrpflaume, Erdbeere, Galiamelone, Grapefruit
　　(Pampelmuse), Grapefruitsaft, Himbeere, Holunderbeere,
　　Johannisbeere (rot/schwarz), Kumquat, Limette
　　(Limone)/Limettensaft, Loganbeere, Maulbeere,
　　Nektarine/Nektarinensaft, Netzmelone, Papaya/Papayasaft,
　　Pfirsich, Preiselbeere, Preiselbeersaft, Rosine, Stachelbeere,
　　Trauben, Wassermelone, Youngberry (Brombeer-Himbeer-
　　Kreuzung), Zitrone/Zitronensaft, Zitronenwasser

Öle

Portion
　　1 EL
Pro Woche
　　4 – 8 Portionen
Gut
　　Olivenöl
Neutral
　　Borretschsamenöl, Dorschleberöl, Johannisbeerkernöl,
　　Leinsamenöl (Speise-Leinöl), Mandelöl, Rapsöl, Walnussöl

Süßmittel

Gut

-

Neutral

Ahornsirup, Honig, Marmelade/Gelee (mit geeigneten Zutaten), Melasse (braun), Melasse (schwarz), Reissirup, Schokolade, Stevia, Zucker (weiß/braun)

Getränke

Gut

Grüner Tee

Neutral

Rotwein, Mineralwasser, Limonade (natürlicher Fruchtgehalt)

Kräuter, Gewürze, Würz- und Verdickungsmittel

Gut

Curry, Petersilie, Senfpulver

Neutral

Apfelpektin, Basilikum, Bergamottöl, Bohnenkraut, Chilipulver, Dill, Estragon, Gewürznelke, Grüne Minze, Hefe (Back-, Bierhefe), Kardamom, Karobe (Johannisbrot), Kerbel, Koriander, Kreuzkümmel, Kümmel, Kurkuma (indischer Gelbwurz), Lorbeerblatt, Majoran, Mayonnaise, Meerrettich, Meersalz, Miso (Sojabohnenpaste), Oregano, Paprika, Pfefferminze, Pfeilwurzelmehl, Piment, Rosmarin, Rotalge, Safran, Salatsauce (mit geeigneten Zutaten), Salbei, Schnittlauch, Senf (ohne Essig und Weizen), Sennesblätter, Sojasauce, Süßholzwurzel, Tamari (dunkle Sojasauce, weizenfrei), Tamarinde, Thymian, Vanille, Weinstein, Zimt

Blutgruppe A mit Blutgruppe B

Fleisch und Geflügel

Portion
> 120-180 g Männer
> 60-150 g Frauen/Kinder

Pro Woche
> 0 Mageres, rotes Fleisch
> 0-3 Geflügel

Gut
> -

Neutral
> Strauß, Pute, Truthahn

Da die Blutgruppe B etwas mehr Fleisch vertragen kann und dieses auch benötigt, kann man hier bei einem gemeinsamen Essen z.B. ein Gemüsegericht machen und für die Person mit der Blutgruppe B ein Stück Fleisch braten.

Fisch und Meeresfrüchte

Portion
> 120-180 g

Pro Woche
> 1-4 Portionen

Gut
> Lachs, Makrele, Kabeljau, Sardine, Hechtbarsch (Zander), Seeteufel

Neutral
> Barramunda, Buntbarsch, Degenfisch, Delphin, Döbel, Fächerfisch (Seglerfisch), Gelbbarsch, Haifisch, Hecht, Karpfen, Katzenwels, Lumb, Meeräsche, Merlan, Mondfisch, Muskalunge, Papageifisch, Pompano (Pampelfisch), Rotbarsch, Rotbrasse (Meerbrasse), Roter Schnapper, Sauger, SchnabelRotbarsch, Seeohr (Abalone), Stint, Stör, Thunfisch, Umberfisch (Adlerfisch), Weißbarsch, Wittling

Milchprodukte

Portion

60 g Käse

120-180 g Joghurt

125-200 ml Milch

Pro Woche

0-3 Portionen Käse

0-3 Portionen Joghurt

0-1 Portionen Milch

Gut

-

Neutral

Ghee (geklärte Butter), Farmerkäse, Feta (Schafskäse), Ziegenkäse, Mozzarella, Paneer (indischer Frischkäse), Sauerrahm (fettarm/fettfrei), Joghurt, Quark, Ricotta, Kefir, Ziegenmilch

Milchprodukte sind für die Blutgruppe B essentiell, für die Blutgruppe A aber sehr schädlich. Daher ist es hier überaus wichtig, dass die Personen der Blutgruppe B mehr Milchprodukte zu sich nehmen. Das kann ein Joghurt, ein Kakao oder auch Früchtequark sein. Es sollten hier mehrere Portionen in der Woche zusätzlich sein.

Eier

Portion

1 Stück

Pro Woche

1-3

Gut

-

Neutral

Hühnerei (Eigelb, Eiweiß)

Bohnen und Hülsenfrüchte

Portion
>160 g

Pro Woche
>3-6

Gut
>Puffbohne (Saubohne), Sojabohne

Neutral
>Cannellinibohne, Grüne Bohne, Weiße Bohne

Nüsse und Samen

Portion
>6-8 Stück Nüsse
>1 EL Samenkerne
>1 EL Nussbutter

Pro Woche
>2-5 Nüsse + Samenkerne
>1-4 Nussbutter

Gut
>Walnuss

Neutral
>Buchecker, Butternuss, Esskastanie, Hickory (nordamerikan. Walnuss), Leinsamen, Macadamianuss, Mandel/Mandelmus, Mandelmilch, Pecannuss/Pecannussbutter,

Getreide (Mehl, Brot, Getreidezubereitungen, Teigwaren)

Portion
> 1 Scheibe Brot
> 2-4 Cracker
> 30-80 g Müsli
> 160g Getreidekörner
> 100g Teigwaren

Pro Tag
> 0-1 Brot/Cracker

Pro Woche
> 2-4 Müsli
> 2-4 Getreide/ Teigwaren

Gut
> Essener Brot (Mannabrot), Hafer (mehl, -kleie, -schrot)

Neutral
> Dinkel, Dinkelmehl/Dinkelprodukte, Gerste, Glutenfreies Brot, Hartweizenprodukte, Hirse, Puffreis, Quinoa, Reis (weißer, Basmati-, Naturreis), Reisflocken, Reiskleie, Reismehl/Reiswaffel, Reismilch, Sojabrot/-mehl, Weizenauszugsmehl, Weizenkeimbrot (außer Essener Brot), Weizenweißmehlprodukte

Gemüse und Gemüsesäfte

Portion
> Roh oder gegart 100g

Pro Tag
> Gemüse 3-5

Gut
> Brokkoli, Grünkohl, Ingwer, Karotte, Pastinake, Rübengrün, Rübenstiel

Neutral
> Alfalfasprossen,Agar-Agar, Algen/Seetang, Bambussprossen, Blumenkohl, Brunnenkresse, Chicorée, Champignon, Daikon, (japan. Rettich), Endivie, Eskarol,(Winterendivie), Erbsen (grüne/Zuckerschoten), Fenchel, Frühlingszwiebel, Gelbe Kohlrübe (Wruke), Gurke, Gurkensaft, Karottensaft, Kohlrabi, Knoblauch, Knollensellerie, Kohlsaft, Löwenzahn, Mangold, Melonenkürbis, Okra (Gumbofrucht), Poi (Brei aus vergorener Tarowurzel), Porree (Lauch), Radicchio, Rappini (Rübenkohlblätter), Romanasalat, Rosenkohl, Rote Beete, Rucola, Salat (Kopf-, Eisberg-, Blattsalat), Schalotte, Schwarzwurzel, Senfkohlblatt, Spargel, Spargelerbse (Hornklee), Spinat/Spinatsaft, Staudensellerie/Selleriesaft, Taro (Wasserbrotwurzel), Wasserkastanie, Weiße Kohlrübe, Zucchini, Zwiebeln (alle Arten außer Schalotten und Frühlingszwiebeln),
> Abalonepilz, Austernpilz, Enokipilz, Maitake-Pilz, Reisstroh-Scheidling (Pilz),

Obst und Fruchtsäfte

Portion
>> 1 Frucht oder
>> 90-150 gFrüchte

Pro Tag
>> 3-4

Gut
>> Ananas, Ananassaft, Preiselbeere

Neutral
>> Apfel/Apfelsaft/Apfelmost, Aprikose/Aprikosensaft, Asiatische Birne (Nashi-Birne), Blaubeere (Heidelbeere), Birne/Birnensaft, Brotfrucht, Boysenbeere, Brombeere/Brombeersaft, Casabamelone, Dattel, Dörrpflaume, Erdbeere, Feige (frisch/getrocknet), Galiamelone, Grapefruit (Pampelmuse), Grapefruitsaft, Guave/Guavensaft, Himbeere, Holunderbeere, Johannisbeere (rot/schwarz), Kantalupmelone, Kirsche, Kiwi, Kumquat, Limette (Limone)/Limettensaft, Litschi, Loganbeere, Maulbeere, Nektarine/Nektarinensaft, Netzmelone, Pfirsich, Preiselbeersaft, Quitte, Rosine, Sagopalme, Stachelbeere, Trauben, Wassermelone, Youngberry (Brombeer-Himbeer-Kreuzung), Zitrone/Zitronensaft, Zitronenwasser

Öle

Portion
>> 1 EL

Pro Woche
>> 2-6

Gut
>> Olivenöl

Neutral
>> Johannisbeerkernöl, Leinsamenöl (Speise-Leinöl), Dorschleberöl, Mandelöl, Nachtkerzenöl, Walnussöl, Weizenkeimöl

Süßmittel

Gut

Melasse (schwarz)

Neutral

Ahornsirup, Fruchtzucker (Fructose), Honig, Marmelade/Gelee (mit geeigneten Zutaten), Melasse (braun), Reissirup, Schokolade, Zucker (weiß/braun)

Getränke

Gut

Grüner Tee

Neutral

Weißwein, Kaffee (koffeinhaltig und koffeinfrei), Rotwein

Kräuter, Gewürze, Würz- und Verdickungsmittel

Gut

Senfpulver

Neutral

Anis, Apfelpektin, Basilikum, Bergamottöl, Bohnenkraut, Curry, Dill, Estragon, Gewürznelke, Grüne Minze, Hefe (Back-, Bierhefe), Kardamom, Karobe (Johannisbrot), Kerbel, Koriander, Kreuzkümmel, Kukuma (indischer Gelbwurz), Kümmel, Lorbeerblatt, Majoran, Meerrettich, Meersalz, Muskatblüte, Muskatnuss, Oregano, Paprika, Petersilie, Pfefferminze, Pfeilwurzelmehl, Pickles (Eingelegtes) in Salzlake, Piment, Rosmarin, Rotalge, Safran, Salatsauce (mit geeigneten Zutaten), Salbei, Schnittlauch, Senf (mit Weizen, ohne Essig), Senf (ohne Essig und Weizen), Senf (mit Essig, weizenfrei), Sennesblätter, Tamari (dunkle Sojasauce, weizenfrei), Süßholzwurzel, Tamarinde, Thymian, Vanille, Weinstein

Blutgruppe A mit Blutgruppe AB

Fleisch und Geflügel

Portion
>120-180 g Männer
>60-150 g Frauen/Kinder

Pro Woche
>0 Mageres, rotes Fleisch
>0-3 Geflügel

Gut
>-

Neutral
>Strauß, Truthahn, Pute

Fisch und Meeresfrüchte

Portion
>120-180 g

Pro Woche
>1-4 Portionen

Gut
>Lachs, Makrele, Kabeljau, Sardine, Hechtbarsch (Zander), Roter Schnapper, Seeteufel
>Weinbergschnecke

Neutral
>Barramunda, Buntbarsch, Butterfisch, Degenfisch, Delphin, Döbel, Fächerfisch (Seglerfisch), Gelbbarsch, Haifisch, Hecht, Karpfen, Katzenwels, Lumb, Meeräsche, Merlan, Mondfisch, Muskalunge, Papageifisch, Pollack, Pompano (Pampelfisch), Rotbarsch, Rotbrasse (Meerbrasse), Sauger, Schnabel-Rotbarsch, Seeohr (Abalone), Stint, Stör, Thunfisch, Umberfisch (Adlerfisch), Weißbarsch

Milchprodukte

Portion
> 60 g Käse
> 120-180 g Joghurt
> 125-200 ml Milch

Pro Woche
> 2-4 Käse
> 1-3 Joghurt
> 0-4 Milch

Gut
> -

Neutral
> Ghee (geklärte Butter), Farmerkäse, Feta (Schafskäse), Ziegenkäse, Mozzarella, Paneer (indischer Frischkäse), Sauerrahm (fettarm/fettfrei), Joghurt, Quark, Ricotta, Kefir, Ziegenmilch

Eier

Portion
> 1 Stück

Pro Woche
> 1-3

Gut
> -

Neutral
> Hühnerei (Eigelb, Eiweiß), Gänseei, Wachtelei

Bohnen und Hülsenfrüchte

Portion
　　160 g
Pro Woche
　　3-6
Gut
　　Grüne Linse,
　　Pintobohne, Sojabohne,
　　Tempeh (fermentierte Sojabohne),
　　Tofu (Quark aus Sojamilch)
Neutral
　　Berglinse, Rote Linse
　　Cannellinibohne, Grüne Bohne, Weiße Bohne,
　　Sojaflocken, Sojakäse, Sojamilch, Sojaschrot

Nüsse und Samen

Portion
　　6-8 Stück Nüsse
　　1 EL Samenkerne
　　1 EL Nussbutter
Pro Woche
　　2-5 Nüsse + Samenkerne
　　1-4 Nussbutter
Gut
　　Erdnuss/Erdnussbutter, Walnuss
Neutral
　　Buchecker, Butternuss, Esskastanie, Färberdistelsamen,
　　Hickory (nordamerikan. Walnuss), Leinsamen,
　　Macadamianuss, Mandel/Mandelmus, Mandelmilch,
　　Pecannuss/Pecannussbutter, Pinienkern

Getreide (Mehl, Brot, Getreidezubereitungen, Teigwaren)

Portion
> 1 Scheibe Brot
> 2-4 Cracker
> 30-80 g Müsli
> 160g Getreidekörner
> 100g Teigwaren

Pro Tag
> 0-1 Brot/Cracker

Pro Woche
> 2-3 Müsli
> 2-4 Getreide/ Teigwaren

Gut
> Amaranth, Essener Brot (Mannabrot), Hafer (mehl, -kleie, -schrot), Roggenbrot (100%Roggen), Roggenmehl, Sojabrot/-mehl

Neutral
> Couscous (Hartweizengries), Dinkel, Dinkelmehl/Dinkelprodukte, Gerste, Glutenfreies Brot, Glutenhaltige Weizenprodukte, Glutenhaltiges Mehl, Hartweizenprodukte, Hirse, Puffreis, Quinoa, Reis (weißer, Basmati-, Naturreis), Reisflocken, Reiskleie, Reismehl/Reiswaffel, Reismilch, Weizenkeimbrot (außer Essener Brot), Weizenweißmehlprodukte, Wildreis

Gemüse und Gemüsesäfte

Portion
>   100g Roh oder gegart

Pro Woche
>   3-5

Gut
>   Alfalfasprossen, Brokkoli, Grünkohl, Karottensaft, Knoblauch, Löwenzahn, Pastinake, Rübengrün, Rübenstiel, Staudensellerie/Selleriesaft
>   Maitake-Pilz

Neutral
>   Agar-Agar, Algen/Seetang, Bambussprossen, Blumenkohl, Brunnenkresse, Chicorée, Daikon, (japan. Rettich), Endivie, Eskarol,(Winterendivie), Erbsen (grüne/Zuckerschoten), Fenchel, Frühlingszwiebel, Gartenkürbis, Gelbe Kohlrübe (Wruke), Gurke, Gurkensaft, Ingwer, Karotte, Knollensellerie, Kohlrabi, Kohlsaft, Mangold, Melonenkürbis, Oliven (grüne), Okra (Gumbofrucht), Poi (Brei aus vergorener Tarowurzel), Porree (Lauch), Radicchio, Rappini (Rübenkohlblätter), Romanasalat, Rosenkohl, Rote Beete, Rucola, Salat (Kopf-, Eisberg-, Blattsalat), Schalotte, Schwarzwurzel, Senfkohlblatt, Spargel, Spargelerbse (Hornklee), Spinat/Spinatsaft, Taro (Wasserbrotwurzel), Wasserkastanie, Weiße Kohlrübe, Zucchini, Zwiebeln (alle Arten außer Schalotten und Frühlingszwiebeln),
>   Austernpilz, Champignon, Enokipilz, Reisstroh-Scheidling (Pilz),

Obst und Fruchtsäfte

Portion
    1 Frucht oder
    90-150 g Früchte

Pro Tag
    3-4

Gut
    Ananas, Feige (frisch/getrocknet), Grapefruit (Pampelmuse), Kirsche, Preiselbeere, Zitrone/Zitronensaft

Neutral
    Ananassaft, Apfel/Apfelsaft/Apfelmost, Aprikose/Aprikosensaft, Asiatische Birne (Nashi-Birne), Birne/Birnensaft, Blaubeere (Heidelbeere), Brombeere/Brombeersaft, Boysenbeere, Brotfrucht, Casabamelone, Dattel, Dörrpflaume, Erdbeere, Galiamelone, Grapefruitsaft, Himbeere, Holunderbeere, Johannisbeere (rot/schwarz), Kantalupmelone, Kiwi, Kumquat, Limette (Limone)/Limettensaft, Litschi, Loganbeere, Maulbeere, Nektarine/Nektarinensaft, Netzmelone, Pfirsich, Preiselbeersaft, Rosine, Stachelbeere, Trauben, Wassermelone, Youngberry (Brombeer-Himbeer-Kreuzung), Zitronenwasser

Öle

Portion
    1 EL

Pro Woche
    2-6

Gut
    Olivenöl, Walnussöl

Neutral
    Borretschsamenöl, Dorschleberöl, Johannisbeerkernöl, Leinsamenöl (Speise-Leinöl), Mandelöl, Nachtkerzenöl, Rapsöl, Sojaöl, Sonnenblumenöl

Süßmittel

Gut

Melasse (schwarz)

Neutral

Ahornsirup, Honig, Marmelade/Gelee (mit geeigneten Zutaten), Melasse (braun), Reissirup, Schokolade, Stevia, Zucker (weiß/braun)

Getränke

Gut

Grüner Tee

Neutral

Weißwein, Rotwein

Kräuter, Gewürze, Würz- und Verdickungsmittel

Gut

Miso (Sojabohnenpaste), Petersilie, Senfpulver

Neutral

Apfelpektin, Basilikum, Bergamottöl, Bohnenkraut, Curry, Dill, Estragon, Gewürznelke, Grüne Minze, Hefe (Back-, Bierhefe), Kardamom, Karobe (Johannisbrot), Kerbel, Koriander, Kreuzkümmel, Kümmel, Kukuma (indischer Gelbwurz), Lorbeerblatt, Majoran, Meerrettich, Meersalz, Muskatblüte, Muskatnuss, Oregano, Paprika, Pfefferminze, Pfeilwurzelmehl, Pickles (Eingelegtes) in Salzlake, Piment, Rosmarin, Rotalge, Safran, Salatsauce (mit geeigneten Zutaten), Salbei, Schnittlauch, Senf (mit Weizen, ohne Essig), Senf (ohne Essig und Weizen), Sennesblätter, Süßholzwurzel, Sojasauce, Tamari (dunkle Sojasauce, weizenfrei), Tamarinde, Thymian, Vanille, Weinstein, Zimt

Blutgruppe B mit Blutgruppe AB

Fleisch und Geflügel

Portion
>120-180 g Männer
>60-150 g Frauen/Kinder

Pro Woche
>2-3 Mageres, rotes Fleisch
>0-3 Geflügel

Gut
>-

Neutral
>Kalbsleber, Hammel, Kaninchen, Lamm, Ziege, Truthahn, Fasan, Strauß

Fisch und Meeresfrüchte

Portion
>120-180 g

Pro Woche
>3-5

Gut
>Lachs, Makrele, Hecht, Kabeljau, Sardine, Alse (Maifisch), Delphin, Hechtbarsch (Zander), Rotbrasse (Meerbrasse), Zackenbarsch

Neutral
>Barramunda, Blaufisch, Buntbarsch, Degenfisch, Döbel, Erntefisch, Fächerfisch (Seglerfisch), Gelbbarsch, Goldbrasse (Seebrasse), Graubarsch, Haifisch, Hering, Karpfen, Katfisch (Wels), Katzenwels, Lumb, Meeräsche, Merlan, Mondfisch, Muskalunge, Opalauge, Papageifisch, Pompano (Pampelfisch), Rotbarsch, Roter Schnapper, Sauger, Schnabel-Rotbarsch, Seeohr (Abalone), Seeteufel, Stör, Stint, Thunfisch, Tintenfisch (Kalmar), Umberfisch (Adlerfisch), Weißbarsch, Ziegelbarsch, Jakobsmuschel
>Kaviar

Milchprodukte

Portion

    60 g Käse

    120-180 g Joghurt

    125-200 ml Milch

Pro Woche

    3-5 Käse

    2-4 Joghurt

    4-5 Milch

Gut

    Farmerkäse, Feta (Schafskäse), Hüttenkäse, Mozzarella, Ricotta, Joghurt, Kefir,

    Milch (fettarm + Vollmilch),

    Ziegenmilch, Ziegenkäse

Neutral

    Ghee (geklärte Butter), Casein, Cheddar, Colby, Edamer, Emmentaler, Frischkäse, Gouda, Gruyère, Jarlsberg, Monterey Jack, Münster, Neufchatel, Paneer (indischer Frischkäse), Quark, Sauerrahm (fettarm/fettfrei), Molke

Eier

Portion

    1 Stück

Pro Woche

    3-4

Gut

    -

Neutral

    Hühnerei (Eigelb, Eiweiß)

Bohnen und Hülsenfrüchte

Portion
> 160 g

Pro Woche
> 2-3

Gut
> Perlbohne

Neutral
> Cannellinibohne, Grüne Bohne, Sojabohne, Tamarinde, Weiße Bohne

Nüsse und Samen

Portion
> 6-8 Stück Nüsse
> 1 EL Samenkerne
> 1 EL Nussbutter

Pro Woche
> 2-5 Nüsse + Samenkerne
> 2-3 Nussbutter

Gut
> Walnuss

Neutral
> Butternuss, Hickory (nordamerikan. Walnuss), Macadamianuss, Mandel/Mandelmus, Paranuss, Pecannuss/Pecannussbutter, Leinsamen, Buchecker, Esskastanie, Mandelmilch,

Getreide (Mehl, Brot, Getreidezubereitungen, Teigwaren)

Portion

    1 Scheibe Brot

    2-4 Cracker

    30-80 g Müsli

    160g Getreidekörner

    100g Teigwaren

Pro Tag

    0-1 Brot/Cracker

pro Woche

    2-4 Müsli

    3-4 Getreide/ Teigwaren

Gut

    Dinkel, Hafer (-mehl, -kleie, -schrot), Hirse, Puffreis, Reiskleie, Reismehl/Reiswaffel, Reismilch, Essener Brot (Mannabrot)

Neutral

    Dinkelmehl/Dinkelprodukte, Weizenkeimbrot (außer Essener Brot), Weizenweißmehlprodukte, Hartweizenprodukte, Gerste, Quinoa, Reis (weißer, Basmati-, Naturreis), Reisflocken, Sojabrot/mehl, Glutenfreies Brot

Gemüse und Gemüsesäfte

Portion
> Roh oder gegart 100g

Pro Tag
> Gemüse 3-5

Gut
> Pastinake, Rübengrün, Rübenstiel, Rote Beete, Brokkoli, Blumenkohl, Grünkohl, Kohlsaft, Senfkohlblatt, Süßkartoffel, Aubergine, Yamswurzel,

Neutral
> Agar-Agar, Algen/Seetang,
> Alfalfasprossen, Bambussprossen, Brunnenkresse, Chicorée, Endivie, Eskarol (Winterendivie), Löwenzahn, Radicchio, Romanasalat, Rucola, Salat (Kopf-, Eisberg-, Blattsalat), Karotte, Daikon (japan. Rettich), Gelbe Kohlrübe (Wruke), Weiße Kohlrübe, Kohlrabi, Schwarzwurzel,
> Erbsen (grüne/Zuckerschoten), Gurke, Gurkensaft, Mangold, Melonenkürbis, Okra (Gumbofrucht), Poi (Brei aus vergorener Tarowurzel), Rappini (Rübenkohlblätter), Kohl (Rot-, Weiß-, Chinakohl), Rosenkohl, Sauerkraut, Spargel, Spargelerbse (Hornklee), Spinat/Spinatsaft, Taro (Wasserbrotwurzel), Wasserkastanie, Yucca, Zucchini, Zwiebeln (alle Arten inklusive Schalotten und Frühlingszwiebeln), Porree (Lauch),
> Knoblauch, Knollensellerie, Fenchel, Karottensaft, Staudensellerie/Selleriesaft, Ingwer,
> Kartoffel (alle Sorten außer Süßkartoffel)
> Austernpilz, Champignon, Enokipilz, Maitake-Pilz, Reisstroh Scheidling (Pilz),

Obst und Fruchtsäfte

Portion
> 1 Frucht oder
> 90-150 g Früchte

Pro Tag
> 3-4

Gut
> Ananas, Preiselbeere, Preiselbeersaft, Trauben,
> Wassermelone

Neutral
> Ananassaft, Apfel/Apfelsaft/Apfelmost,
> Aprikose/Aprikosensaft, Asiatische Birne (Nashi-Birne),
> Birne/Birnensaft, Blaubeere (Heidelbeere), Boysenbeere,
> Brombeere/Brombeersaft, Brotfrucht, Casabamelone,
> Dattel, Dörrpflaume, Erdbeere, Feige (frisch/getrocknet),
> Galiamelone, Grapefruit (Pampelmuse), Grapefruitsaft,
> Himbeere, Holunderbeere, Honigmelone (Honeydew),
> Johannisbeere (rot/schwarz), Kantalupmelone, Kirsche,
> Kiwi, Kochbanane, Kumquat, Limette
> (Limone)/Limettensaft, Litschi, Loganbeere, Mandarine,
> Maulbeere, Nektarine/Nektarinensaft, Netzmelone,
> Papaya/Papayasaft, Pfirsich, Rosine, Stachelbeere,
> Youngberry (Brombeer-Himbeer Kreuzung),
> Zitrone/Zitronensaft, Zitronenwasser

Öle

Portion
> 1 EL

Pro Woche
> 4-6

Gut
> Olivenöl

Neutral
> Dorschleberöl, Johannisbeerkernöl, Leinsamenöl (Speise-
> Leinöl), Mandelöl, Nachtkerzenöl, Walnussöl, Weizenkeimöl

Süßmittel

Gut

Melasse (schwarz)

Neutral

Ahornsirup, Honig, Marmelade/Gelee (mit geeigneten Zutaten), Melasse (braun), Reissirup, Schokolade, Zucker (weiß/braun)

Getränke

Gut

Grüner Tee

Neutral

Bier, Rotwein, Weißwein

Kräuter, Gewürze, Würz- und Verdickungsmittel

Gut

Curry, Petersilie, Senfpulver

Neutral

Apfelpektin, Basilikum, Bergamottöl, Bohnenkraut, Chilipulver, Dill, Estragon, Gewürznelke, Grüne Minze, Hefe (Back-, Bierhefe), Kardamom, Karobe (Johannisbrot), Kerbel, Koriander, Kreuzkümmel, Kümmel, Kurkuma (indischer Gelbwurz), Lorbeerblatt, Majoran, Mayonnaise, Meerrettich, Meersalz, Muskatblüte, Muskatnuss, Oregano, Paprika, Pfefferminze, Pfeilwurzelmehl, Piment, Rosmarin, Rotalge, Safran, Salatsauce (mit geeigneten Zutaten), Salbei, Schnittlauch, Senf (mit Weizen, ohne Essig), Senf (ohne Essig und Weizen), Sennesblätter, Süßholzwurzel, Tamari (dunkle Sojasauce, weizenfrei), Tamarinde, Thymian, Vanille, Weinstein

Lesen Sie auch meine anderen Bücher zum Thema Ernährung

Schwangerschaft Gesundes Essen für gesunde Babys

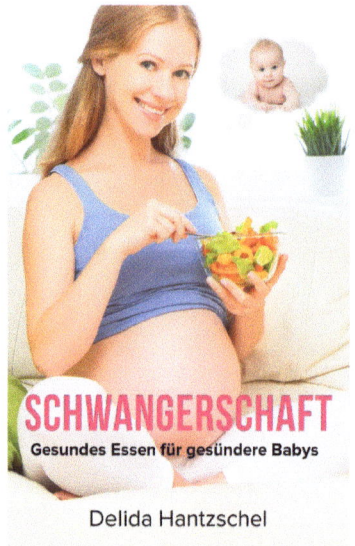

Sie sind Schwanger oder wollen es werden.
Sie möchten Ihrem Baby und sich selber mit allen Nährstoffen versorgen welche für eine gesunde Entwicklung und Erhalt notwendig sind.
Dann ist dieses Buch das richtige für Sie. Sie erfahren welche Nährstoffe Sie jetzt mehr brauchen, was sie bei Schwangerschafts-beschwerden tun können. Welche Lebensmittel jetzt bevorzugt und welche vermieden werden sollten. Welchen Kalorienbedarf Sie jetzt haben und welchen in der Stillzeit. In einem Tages- und Wochenplan sehen Sie wie eine optimale Ernährung aussehen kann.
https://www.amazon.de/dp/B078SXML3K

LOW CARB für unterwegs

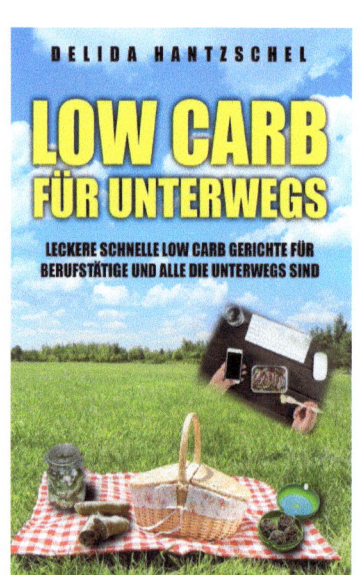

Low Carb ist in aller Munde.
Viele starten eine Low Carb Ernährung, stoßen aber im Alltag auf so manche Hürde.
Die größte Hürde ist: „**Was esse ich wenn ich unterwegs bin?**"
Viele greifen dann zu Eiweiß Riegel oder Shakes. Das wird aber auf Dauer langweilig und so brechen viele wieder ab oder „sündigen" wenn sie unterwegs sind.
Damit ist jetzt Schluss!
Mit diesem Kochbuch haben Sie das richtige Werkzeug zur Hand. Mit 40 leckeren Rezepte haben Sie die richtige Auswahl. Sie können zwischen süße oder würzige und mit Fleisch oder ohne wählen.
Die Gerichte sind leicht zuzubereiten und der Zeitaufwand ist in der Regel sehr gering.
https://www.amazon.de/dp/B079LYHM1N

Oder wenn Sie auf Fantasie mögen

Ramieras Schicksalsreise

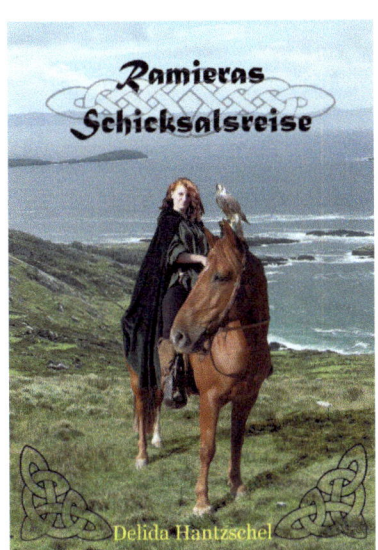

Ramiera will bei einem ihrer Ausbrüchen, aus dem grauen Burgalltag, nur für ein paar Tage ein kleines Abenteuer erleben. Sie ahnt zu diesem Zeitpunkt noch nicht, dass es das größte Abenteuer ihres Lebens werden soll. Als ein Unwetter aufzieht, rettet sie sich in eine Höhle. Dort findet Ramiera mit ihren tierischen Freunden, dem Pferd Sternfleck und dem Falken Horos, ein Portal in eine andere Welt.
Die Reise beginnt.
Sie muss Gefahren meistern und Rätsel lösen, um wieder in die Welt zu kommen, in der Sie lebt. Nicht alles was ihr auf dieser Reise begegnet, ist wie es zu sein scheint. Was ist Ramieras Bestimmung? Und wer ist der geheimnisvolle Fremde, der ihr immer wieder hilfreich zur Seite steht?
https://www.amazon.de/dp/B0052ZCWH2